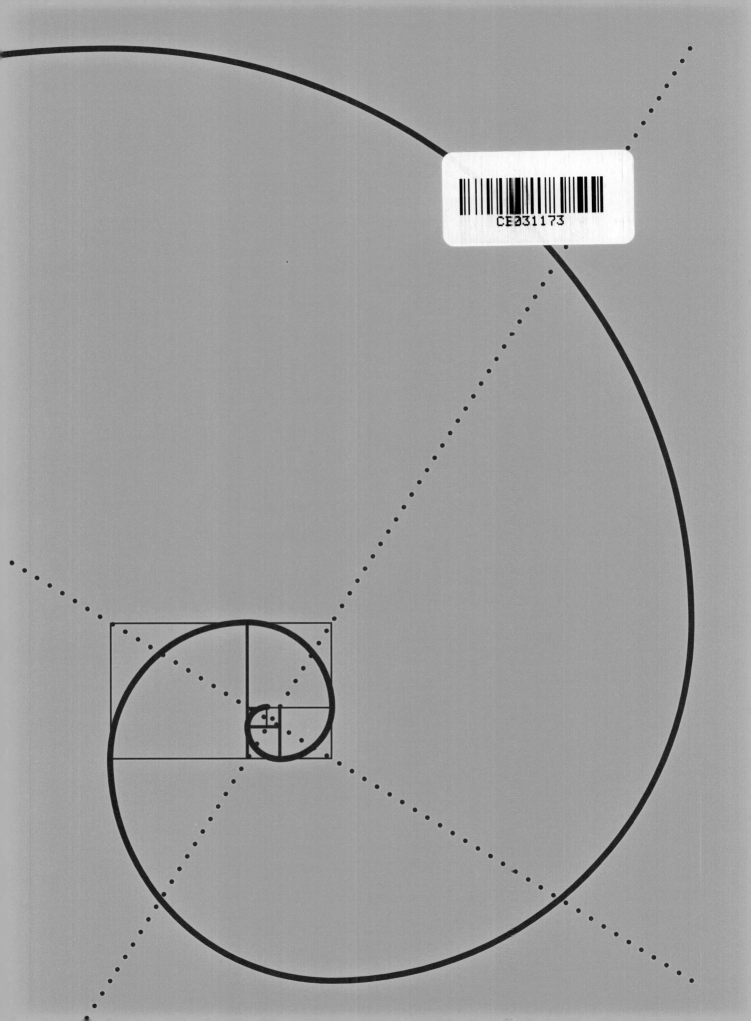

AS PROPORÇÕES
DA BELEZA

HITALO GLAUCO

AS PROPORÇÕES DA BELEZA

Avaliação facial
para procedimentos
de embelezamento
e rejuvenescimento

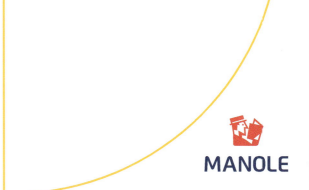

© 2021 Editora Manole Ltda., por meio de contrato de coedição com o autor.

Editora: Eliane Otani.
Coordenação e produção editorial: Eliane Otani/Visão Editorial.
Projeto gráfico e diagramação: Eliane Otani/Visão Editorial.
Fotos: acervo pessoal do autor, com autorização dos modelos e dos fotógrafos.
Pesquisa iconográfica: autor.
Capa: Sopros Design.
Ilustração (vetorizada) da capa e das guardas: Freepik.

CIP-BRASIL. CATALOGAÇÃO NA PUBLICAÇÃO
SINDICATO NACIONAL DOS EDITORES DE LIVROS, RJ

S63p

Glauco, Hitalo
As proporções da beleza : avaliação facial para procedimentos de embelezamento e rejuvenescimento / Hitalo Glauco. - 1. ed. - Santana de Parnaíba [SP] : Manole, 2021.
128 p. : il. ; 28 cm.

Inclui bibliografia
ISBN 978-65-5576-168-9

1. Beleza física (Estética). 2. Rejuvenescimento. 3. Cuidados com a beleza. 4. Cirurgia plástica. I. Título.

| 21-69814 | CDD: 646.72 |
| | CDU: 646.7 |

Camila Donis Hartmann - Bibliotecária - CRB-7/6472

Todos os direitos reservados.
Nenhuma parte deste livro poderá ser reproduzida, por qualquer processo, sem a permissão expressa dos editores. É proibida a reprodução por fotocópia. A Editora Manole é filiada à ABDR – Associação Brasileira de Direitos Reprográficos.

1ª edição – 2021

Editora Manole Ltda.
Alameda América, 876 – Polo Empresarial – Tamboré
Santana de Parnaíba – SP – Brasil – CEP: 06543-315
Tel.: (11) 4196-6000
www.manole.com.br – atendimento.manole.com.br

Impresso no Brasil | *Printed in Brazil*

São de responsabilidade do autor as informações contidas nesta obra.
Durante o processo de edição desta obra, foram tomados todos os cuidados para assegurar a publicação de informações precisas e de práticas geralmente aceitas. Do mesmo modo, foram empregados todos os esforços para garantir a autorização das imagens e fotos aqui reproduzidas. Caso algum autor ou detentor dos direitos autorais sinta-se prejudicado, favor entrar em contato com a Editora. Os autores e a Editora eximem-se da responsabilidade por quaisquer erros ou omissões ou por quaisquer consequências decorrentes da aplicação das informações presentes nesta obra. É responsabilidade do profissional, com base em sua experiência e conhecimento, determinar a aplicabilidade das informações em cada situação.

Agradeço aos meus pais,
Francisco e Brigida, pelo amor;
à minha avó Neci, pela fé;
às minhas irmãs, Hianga e Hiloma;
aos meus cunhados, Phillip, Lucas,
Alessandra e Suramma;
e ao meu primo Tullyo, pelo apoio;
e ao meu grande amor, Amanara,
por sempre me encorajar.

SOBRE O AUTOR

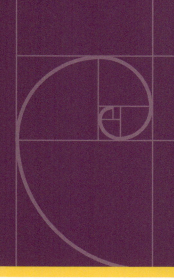

HITALO GLAUCO

Médico Dermatologista. Graduado em Medicina pela Universidade Federal de Campina Grande (UFCG). Residência Médica no Hospital Universitário Oswaldo Cruz, da Universidade de Pernambuco (UPE). *Fellow* em Cirurgia Dermatológica e Cirurgia Micrográfica de Mohs no Hospital Federal de Bonsucesso, no Rio de Janeiro, RJ. Membro Titular da Sociedade Brasileira de Dermatologia (SBD) e da Sociedade Brasileira de Cirurgia Dermatológica (SBCD).

SOBRE OS COLABORADORES

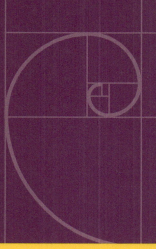

HIANGA FAYSSA

Cirurgiã Plástica. Graduada em Medicina pela Universidade Federal da Paraíba (UFPB). Residência Médica em Cirurgia Geral no Hospital Universitário Alcides Carneiro, em Campina Grande, PB, e em Cirurgia Plástica no Hospital Universitário da Universidade Federal de Sergipe (UFS). Título de Especialista em Cirurgia Plástica pela Sociedade Brasileira de Cirurgia Plástica (SBCP). Mestre em Ciências da Saúde pela UFS. Professora Efetiva da Faculdade de Medicina da Universidade Federal do Vale do São Francisco (Univasf).

AMANARA SUELLEN

Médica Dermatologista. Graduada em Medicina pela Universidade Federal de Campina Grande (UFCG). Residência Médica no Hospital Federal de Bonsucesso, no Rio de Janeiro, RJ. Membro da Sociedade Brasileira de Dermatologia (SBD).

HILOMA RAYSSA

Médica. Graduada em Medicina pela Universidade Federal de Campina Grande (UFCG). Residência Médica em Clínica Médica no Hospital Estadual Vila Alpina, em São Paulo, SP, e em Endocrinologia e Metabologia no Hospital de Base do Distrito Federal.

PREFÁCIO

Ao vislumbrarmos uma face bela, não nos atemos apenas aos olhos, ao nariz, à boca ou às sobrancelhas. O que atrai a nossa atenção e gera uma sensação de deleite, admiração e prazer é o conjunto das estruturas e a relação entre elas, ou seja, a harmonia facial se traduz nas proporções entre as estruturas faciais.

Avaliar uma face não se limita a perceber defeitos aparentes, como rugas, sulcos ou depressões; vai muito além de seguir regras matemáticas ou modelos pré-definidos e engessados. Envolve a percepção da relação entre as estruturas faciais e seu envolvimento em um processo dinâmico de envelhecimento.

Alguns questionamentos surgem quando propomos a realização de um tratamento estético embelezador: como analisar uma face de forma a propor um tratamento embelezador? Existe ciência na percepção ou na avaliação da beleza? Existem formas cientificamente descritas de como abordar os terços faciais, o nariz, o formato facial e o envelhecimento facial? Como o conhecimento do processo de envelhecimento pode ajudar no rejuvenescimento e no embelezamento facial? A opinião subjetiva do avaliador e do paciente são suficientes para que o resultado do tratamento estético seja harmônico? Por que uma unidade facial, como o nariz, mesmo que isoladamente belo, pode não se adequar bem a uma determinada face?

Com uma linguagem objetiva e prática, este livro discute esses questionamentos e fornece os fundamentos da avaliação facial voltada para a realização de procedimentos estéticos.

SUMÁRIO

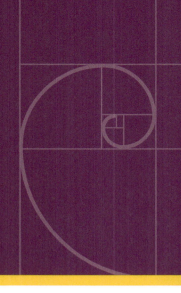

CAPÍTULO 1

FUNDAMENTOS DA AVALIAÇÃO ESTÉTICA DA FACE   19

Introdução   19

Beleza facial – da subjetividade à objetividade   21
    A beleza está nos olhos de quem vê?
    Nós olhamos com nossos olhos, mas enxergamos com o nosso cérebro

A entrevista do paciente   23

A avaliação do médico   23

Pontos anatômicos de referência   24

Larguras da face   26

Forma facial   27

Índice facial   28

Divisão em linhas verticais   29

Divisão em linhas horizontais   30

Simetria   31

O plano de Frankfurt   32

Golden ration – *proporção áurea* **32**

Antropometria craniofacial **34**

Diferenças gerais entre o rosto masculino e o feminino **35**

Referências **37**

CAPÍTULO 2

TERÇO SUPERIOR DA FACE **41**

Introdução **41**

Fronte e região temporal **41**

Sobrancelhas **44**

Pálpebras **48**

Olhos **50**

Análise do terço superior da face de acordo com a proporção áurea **50**

Referências **51**

CAPÍTULO 3

TERÇO MÉDIO DA FACE **55**

Introdução **55**

Larguras da face **57**

Largura bitemporal (Ft-Ft)

Largura bizigomática (Zy-Zy)

Largura bigonial

Largura do queixo

Simetria da região malar **58**

Convexidade e transição para outras unidades estéticas faciais **58**

Localização da eminência malar (ponto de luz) **58**

Método das linhas de Hinderer

Método de Wilkinson

Método de Silver ou triângulo da proeminência malar de Silver

Método de Powell

Método de Prendergast e Schoenrock

Método de Swift e Remington

Método de Linkov

Método do arco da beleza de Marianetti et al.

Consideração geral da localização do ponto de luz

O terço médio nos homens **63**

Referências **64**

CAPÍTULO 4

NARIZ   67

Introdução   **67**
    Relação do nariz com o terço superior
    Relação do nariz com o terço médio
    Relação do nariz com o terço inferior

Visão frontal do nariz   **68**
    Simetria
    Linha estética sobrancelha-ponta nasal
    Larguras
    Ponta nasal
    Índice nasal

Avaliação do perfil nasal   **71**
    Perfil do *radix* nasal
    Projeção do násio
    Ângulos na avaliação estética do perfil nasal
    Dorso nasal
    Perfil da ponta nasal e projeção nasal

Métodos de análise da projeção nasal   **77**
    Crumley e Lanser
    Baum *ratio* modificado por Powell e Humphreys
    Método de Goode
    Método de Simons
    Método de avaliação de Byrd e Hobar
    Conceitos importantes

Base nasal   **80**
    Visão em perfil

Referências   **81**

CAPÍTULO 5

TERÇO INFERIOR DA FACE   85

Introdução   **85**

Avaliação da maxila   **87**
    Avaliação vertical da maxila
    Sorriso gengival
    Avaliação da maxila no plano sagital (anteroposterior)

Avaliação dos lábios   **89**
    Avaliação da projeção labial no plano sagital

Proporção áurea   **92**

Sulco mentolabial **94**

Avaliação da oclusão dentária de acordo com Edward H. Angle **94**

Diagnóstico da projeção da mandíbula em perfil **95**

- Método do meridiano zero de González-Ulloa
- Plano de Riedel
- Linha de Merrifield
- Método proposto por Silver
- Método de Legan
- Wolford et al.
- Gibson e Calhoun
- Método de Goode
- Ângulo facial de Holdaway

Contorno facial inferior **100**

Referências **102**

CAPÍTULO 6

AVALIAÇÃO DO ENVELHECIMENTO FACIAL **107**

Introdução **107**

Envelhecimento por camadas **107**

Pele **108**

Camada subcutânea **109**

- Compartimentos de gordura superficiais
- Compartimentos de gordura profundos

Mudanças nos compartimentos de gordura **112**

Músculos faciais **113**

Septos e ligamentos retentores **113**

Estrutura óssea facial **116**

Terço superior **118**

Terço médio **119**

Terço inferior **120**

Referências **121**

CAPÍTULO 7

CHECKLIST PARA AVALIAÇÃO FACIAL **125**

APRESENTAÇÃO

Para a construção do conhecimento acerca da avaliação estética facial, esta obra fundamenta-se primordialmente em uma revisão com base em referências neoclássicas, dados antropométricos e cefalométricos populacionais modernos e resultados de estudos sobre atração e beleza facial, com o objetivo de auxiliar na avaliação facial para procedimentos estéticos.

Com linguagem e figuras didáticas e objetivas, além de ser inédito no Brasil, este livro destina-se ao grande público-alvo de dermatologistas, cirurgiões plásticos, médicos que realizam procedimentos estéticos, entre outros profissionais que lidam com a estética facial.

CAPÍTULO 1

FUNDAMENTOS DA AVALIAÇÃO ESTÉTICA DA FACE

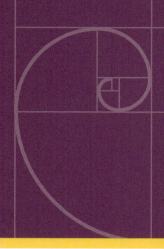

HITALO GLAUCO
AMANARA SUELLEN
HILOMA RAYSSA

INTRODUÇÃO

"Não posso dizer, com frequência suficiente, o quanto considero a beleza uma qualidade poderosa e vantajosa. Sócrates chamou de 'uma tirania curta', e Platão, 'o privilégio da natureza'. Nós não temos outra qualidade que a supere em crédito. Ela ocupa o primeiro lugar nas relações humanas; ela se apresenta antes do resto, seduz e influencia nosso julgamento com grande autoridade e uma impressão maravilhosa."
– Montaigne, Essays, apud Langlois et al.[1]

Melhorar a beleza facial vai muito além de corrigir rugas e sulcos ou de restaurar o volume perdido. É mais do que rejuvenescer; envolve proporcionar contornos adequados, melhorar as características faciais, equilibrar as proporções e as relações estruturais, alcançando, assim, um resultado natural e harmônico.

Saber avaliar uma face bela é um conhecimento adquirido, e é a ciência que permite a diferenciação entre o ver e o enxergar. Um leigo examinará uma bela obra de arte e poderá ver que ela é bonita, mas ele não será necessariamente capaz de explicar por que parece bonita para ele. Leonardo da Vinci denominou esse conceito como *saper vedere* (saber ver); ele achava que seus desenhos seriam uma combinação de arte (habilidade), *scientia* (conhecimento) e fantasia (imaginação). Assim, seus desenhos não pretendiam ser simples representações realísticas semelhantes às fotografias modernas, mas, sim, refletir uma síntese de observações.[2]

Em qualquer tratamento, o diagnóstico é a principal etapa para um bom desfecho terapêutico. O entendimento detalhado da análise estética facial é imprescindível para qualquer procedimento cosmético ou reconstrutivo.

Todo o processo de análise deve servir para ajudar o médico na interpretação das características estruturais e morfológicas faciais de cada paciente, de forma que essas considerações envolvam elementos objetivos, como parâmetros importantes no contexto do gênero, idade e etnia, e elementos subjetivos, como a percepção estética do médico em conjunto com a opinião do paciente.

A beleza individual também necessita ser cautelosamente valorizada, não se adaptando a moldes pré-definidos, mas entendendo os detalhes que tornam cada face unicamente bela. Assim, cada vez mais, a busca pela valorização da diversidade, na expressão de um exterior no qual é vista a personificação de uma beleza individual e particular, nos conduz a uma apreciação mais madura da estética, dadas as suas particularidades e sutilezas.

Embora o julgamento estético do avaliador seja inestimável na determinação de desequilíbrios e desarmonias faciais, ele também está sujeito a variações e vieses, quando não associado a um sistema claro de análise. Esse método de análise, além de não substituir o julgamento clínico, pode ser usado para aprimorá-lo, fornecendo uma orientação no planejamento da intervenção e abreviando omissões e excessos.

A análise facial fornece dados objetivos que podem também ser usados para analisar os resultados e permitir uma revisão crítica da capacidade do avaliador em alcançar os resultados desejados.

Após a abordagem diagnóstica do paciente, pode ser proposto e discutido um tratamento. No indivíduo jovem, em geral, o objetivo é o embelezamento global por meio de melhoras de algumas características faciais ou de correção de defeitos constitucionais, como desproporções e assimetrias, podendo também ser realizadas uma prevenção do processo de envelhecimento facial ou uma intervenção precoce de rejuvenescimento. Para pacientes já em processo de envelhecimento, é realizada uma abordagem com o objetivo de rejuvenescimento associado à harmonização, por exemplo, focando a atenção na pele, nos compartimentos de gordura que sofreram deflação e nas estruturas ósseas em que houve reabsorção. A finalidade é sempre devolver jovialidade à face. Concomitantemente, objetiva-se o embelezamento, procurando harmonizar desproporções e desequilíbrios entre as estruturas faciais, sempre levando em conta a singularidade e as preferências de cada paciente.

A atenção às proporções faciais intenta a realização de um olhar técnico que proponha uma intervenção, visando se aproximar do equilíbrio, sem desconsiderar as sutilezas e os detalhes que tornam cada face única.

A construção desse conhecimento baseia-se em referências clássicas, renascentistas e neoclássicas; em dados antropométricos e cefalométricos populacionais modernos (que podem ser usados para obter médias específicas da população com base na idade, no gênero e na etnia); e em resultados de estudos sobre atração e beleza facial (cujos dados se referem à atração de qualquer parâmetro facial, pelo julgamento do público leigo ou de profissionais).[3] Respalda-se, ainda, no atual conceito de saúde pela Organização Mundial de Saúde (OMS): "estado de completo bem-estar físico, mental e social, e não, simplesmente, a ausência de doenças ou enfermidades", promovendo, de tal forma, uma maior autoaceitação e objetivando a melhoria das condições biopsicossociais relacionadas à autoestima.

Para isso, é preciso que o profissional seja qualificado e especializado, a fim de que possa realizar um diagnóstico preciso, que vá além do preenchimento de depressões ou da correção de assimetrias discrepantes, obtendo um resultado harmônico, mas conservando a identidade visual pessoal.

BELEZA FACIAL – DA SUBJETIVIDADE À OBJETIVIDADE

"Ó beleza! Onde está tua verdade?"
– Shakespeare (1564-1616)[4]

É uma missão quase impossível definir de forma clara e precisa a beleza. Segundo o dicionário Michaelis,[5] a beleza pode ser descrita como um arranjo de qualidades que desperta admiração e dá prazer aos sentidos e à mente. Significa possuir proporções harmônicas que nos aguçam uma viva impressão de deleite e afeição.

De acordo com o filósofo Sêneca (4-65 a.C.), "uma mulher bonita não é aquela de quem se elogiam as pernas ou os braços, mas aquela cuja aparência é de tal beleza que não deixa possibilidades para admirar as partes isoladas".[6]

A beleza está nos olhos de quem vê?

A ideia de que a beleza está nos olhos do observador se tornou um provérbio popular quando foi proferido pela escritora Margaret Wolfe Hungerford, em *Molly Bawn* (1878),[7] que cunhou a famosa expressão "a beleza está nos olhos de quem vê". Contudo, será que a percepção humana da beleza depende dos sentidos individuais? Ou será que a sensibilidade estética é algo inato e universal? Esses conceitos geram reflexões desde a filosofia clássica.

Algumas evidências na literatura psicológica e filosófica negam a afirmação de que a beleza está nos olhos de quem vê e apoiam-se na assertiva de que há uma universalidade nos julgamentos do que é atrativo. Segundo Kant, "o belo é aquilo que agrada universalmente, ainda que não se possa justificá-lo intelectualmente".[8] Se uma face bela agrada de forma universal, então parte da nossa percepção de beleza deve ser comum.[9]

Existem evidências científicas de que há um consenso na avaliação da atratividade facial entre diferentes gêneros, grupos étnicos e idades desde a infância até a senilidade.[10-15]

Uma metanálise que reuniu 919 estudos e mais de 15 mil observadores concluiu que as pessoas, independentemente do gênero, concordaram em quem era atraente, apesar das diversas origens étnicas ou culturais.[1]

Em vários estudos, houve concordância ao graduar a atratividade de mulheres asiáticas, hispânicas, indianas, negras e brancas, entre avaliadores de várias culturas e origens diferentes, incluindo Estados Unidos, Canadá, Reino Unido, Austrália, Nova Zelândia e outros países da Europa, Ásia e América do Sul. Grupos relativamente isolados também foram estudados, incluindo índios Ache paraguaios e índios Hiwi venezuelanos.[16]

Em outro estudo, pesquisadores pediram a mulheres da Inglaterra, da China e da Índia que classificassem fotos de vários homens gregos, e as suas escolhas foram idênticas. Quando solicitados a selecionar rostos atraentes de uma coleção diversa, europeus, asiáticos e latinos de uma dúzia de países também fizeram as mesmas escolhas.[12]

Perrett et al.[17] descobriram que observadores japoneses e caucasianos expressaram as mesmas preferências por determinadas composições faciais, sugerindo que, mesmo em culturas diferentes, os julgamentos estéticos do formato do rosto são semelhantes.

Langlois et al.[18] observaram que bebês a partir dos três meses de idade têm a habilidade de distinguir entre rostos atraentes e não atraentes, mostrando sinais de preferência pelos primeiros. É improvável que, com apenas três meses de vida, um bebê tenha sido submetido a qualquer influência cultural ou ambiental.

Em outro estudo, bebês de seis meses de vida olharam por mais tempo para rostos julgados por adultos como atraentes e gastaram menos tempo olhando para faces que foram julgadas como não atraentes.[19]

Samuels et al.,[20] utilizando uma amostra de 25 bebês na faixa etária entre 4 e 15 meses, concluíram que eles olhavam mais para fotos de adultos previamente classificados como atraentes do que para as de não atraentes, não havendo diferenças entre os bebês mais novos e os mais velhos, e revelando semelhanças com os adultos quanto à percepção estética de atratividade.

Essas evidências fortalecem a ideia de que o julgamento da atratividade facial não é idiossincrático; em vez disso, é biológico, inato e transcende as diferenças culturais, existindo um conceito universal de atratividade facial inerente ao ser humano.

Nós olhamos com nossos olhos, mas enxergamos com o nosso cérebro

O cérebro humano possui domínios cognitivos para perceber as formas faciais, interpretar seu significado e, então, reconhecer se uma face é bonita e atraente.[21,22] Ele é, de alguma forma, programado para apreciar a harmonia por meio de padrões visuais que facilitam a organização e a compreensão de tudo o que enxergamos.

O processamento mental que fundamenta essa apreciação estética é altamente complexo e influenciado por uma série de fatores.[23] Áreas do nosso cérebro respondem mais rapidamente[24] e com maior atividade se estiverem perante faces mais atraentes,[25] sugerindo que a facilidade de reconhecimento das características atrativas ocorre, talvez, antes mesmo de o resto do cérebro ser incluído na avaliação. Isso quer dizer que nosso cérebro demora apenas milissegundos para analisar as proporções faciais e concluir se determinada pessoa tem a face bonita. É a capacidade humana de entender algo instintivamente, sem a necessidade de um raciocínio consciente. Portanto, é possível que a percepção da beleza pelo ser humano seja intuitiva.[26]

A beleza facial possui aspectos psicológicos e concepções sociológicas, filosóficas, morais e científicas entrelaçadas. É um conceito multidimensional que, indubitavelmente, tem uma forte influência na vida humana.

De um lado, temos a beleza que se refere às qualidades do que está sendo observado, e, do outro, o gosto individual que remete à capacidade que o indivíduo tem de perceber essas qualidades.[26] A percepção da beleza seria uma sensibilidade natural que reage ao engenho de qualidades objetivas presentes no indivíduo e que suscitaria em nós a ideia da beleza. Dessa forma, seria uma sensibilidade imediata, involuntária e natural do ser humano.[9]

A ENTREVISTA DO PACIENTE

"A vaidade parece-se muito com o amor próprio, se é que não é o mesmo; e, se são paixões diversas, sempre é certo que ou a vaidade procede do amor próprio, ou este é efeito da vaidade. Nasceu o homem para viver em uma contínua aprovação de si mesmo: as outras paixões nos desamparam em um certo tempo e só nos acompanham em lugares certos; a vaidade em todo o tempo e em todo o lugar nos acompanha e nos segue, não só nas cidades, mas também nos desertos, não só na primavera dos anos, mas em toda a vida, não no estado da fortuna, mas ainda no tempo da desgraça: paixão fiel, constante companhia e permanente amor."
– Matias Aires (*Reflexões sobre a vaidade dos homens*)[27]

O médico deve sempre buscar entender as preocupações e as queixas estéticas ou funcionais do paciente, bem como a atitude do paciente em relação a esses problemas. Durante esse processo, o médico nunca deve julgar ou ser indiferente a respeito de tais preocupações.

A percepção do paciente sobre sua aparência é de vital importância. Se um paciente apresentar apreensão excessiva em relação a uma queixa imperceptível ou for vago sobre suas preocupações, a avaliação de um psicólogo ou psiquiatra pode ser necessária, pois esses sinais podem sugerir um distúrbio psiquiátrico, como o transtorno dismórfico corporal.[28]

Os avaliadores devem ficar atentos para algumas características que possam identificar um possível "paciente-problema", como:[28] história de anorexia nervosa ou bulimia, motivação ruim ou externa, expectativas irrealistas, falta de apoio ou desaprovação familiar, pacientes não cooperativos ou comportamento rude ou agressivo (em relação ao médico ou a um funcionário).

A AVALIAÇÃO DO MÉDICO

O equilíbrio estético facial envolve muito mais do que a avaliação isolada de cada subunidade; ele transparece harmonia na inter-relação entre essas estruturas, por meio das proporções. Por exemplo, a falta de projeção na fronte feminina poderá influenciar na forma como percebemos o nariz em perfil. Um paciente pode ter uma projeção nasal e do queixo dentro dos limites normais em comparação com as normas populacionais, mas essas estruturas parecerão excessivamente proeminentes se os lábios estiverem pouco projetados. Portanto, o contorno de cada área facial afeta a estética percebida de outras estruturas.

A avaliação estética facial do paciente deve ser realizada com a face em repouso e em animação, tirando fotos de frente, oblíquas e de perfil.

Após exercer uma avaliação clínica sistemática, completa e precisa, o profissional deve correlacionar os dados, sempre ponderando as opiniões e as singularidades do paciente. Além disso, o médico deve manejar as expectativas do paciente, que devem ser realistas quanto aos resultados, e explicar as possíveis complicações, o número de sessões e o período necessário para a recuperação (*downtime*) após a realização dos procedimentos.

Deve-se realizar uma anamnese abrangente, englobando: queixa principal (o que mais incomoda?), histórico pessoal (doenças e intercorrências médicas), história fisiológica (para mulheres: ciclos menstruais, menopausa, gestação, aborto espontâneo ou provocado, etc.), histórico social (hábitos alimentares, tabagismo, etilismo, drogas, relação com familiares, nível de estresse no trabalho), histórico familiar, tratamentos passados e medicamentos em uso.

PONTOS ANATÔMICOS DE REFERÊNCIA

Para a avaliação estética da face, são utilizados alguns pontos anatômicos como referência, explanados na **Tabela 1** e na **Figura 1**.

TABELA 1. PONTOS ANATÔMICOS DE REFERÊNCIA	
Ponto	**Definição**
Trichion ou tríquio (Tr)	Linha de implantação do cabelo na linha média. Em pacientes sem cabelos, o *trichion* pode ser localizado instruindo o paciente a levantar as sobrancelhas: o aspecto superior da contração do músculo frontal indica a posição do *trichion*.[29]
Glabela (Gl)	Ponto da fronte na linha média mais proeminente em perfil, próximo ao nível das sobrancelhas.
Radix ou raiz do nariz (Rx)	Raiz do nariz. É uma região, e não um ponto. Área centralizada no násio.
Nasion ou násio (Na)	Ponto mais profundo na concavidade do *radix*.
Exocanthion ou exocanto (Ex)	Canto lateral dos olhos (ponto mais lateral da fissura palpebral), onde as pálpebras superior e inferior se encontram lateralmente.
Endocanthion ou endocanto (En)	Canto medial dos olhos (ponto mais medial da fissura palpebral), onde as pálpebras superior e inferior se encontram medialmente.
Distância intercantal (DIC)	Distância entre os cantos mediais dos olhos. Parâmetro estável ao longo do tempo e fácil de medir, o que o torna perfeito para ser o parâmetro de comparação na avaliação das proporções faciais. De acordo com Epker e Fish apud Amarah,[30] a distância intercantal é completamente estabelecida entre 6 e 8 anos e não muda significativamente após essa idade, mantendo-se constante na ausência de doenças.
Pório (Po)	O ponto mais superior do conduto auditivo externo.
Orbitale ou orbital (Or)	O ponto mais inferior da borda óssea orbital.
Tragus ou trago (Tg)	O ponto referente ao *tragus*.
Zygion (Zy)	O ponto mais lateral do tecido mole sobrejacente a cada arco zigomático na visão frontal.
Supratip (Stip)	Ponto de transição entre a ponta nasal e o dorso nasal.
Pronasale ou ponta nasal (Pn)	Ponto mais projetado anteriormente do nariz no plano sagital; ponta nasal.
Infratip (Itip)	Ponto de transição entre a ponta nasal e a columela.
Alare (Al)	O ponto mais lateral em cada contorno da asa nasal.

(continua)

(continuação)

TABELA 1. PONTOS ANATÔMICOS DE REFERÊNCIA	
Ponto	**Definição**
Subnasale ou subnasal (Sn)	Ponto no plano sagital onde a columela se funde com o lábio superior.
Arco do cupido (Ac)	Ponto mais alto dos arcos do cupido do lábio superior.
Labial superior (Ls)	Ponto central da transição entre a mucosa seca do lábio superior e a pele.
Estômio (Sto)	Ponto no plano sagital de fechamento dos lábios. Se os lábios são mantidos separados no repouso, um ponto superior e um inferior podem ser distinguidos.
Cheilion (Ch)	O ponto localizado em cada comissura oral lateral.
Labial inferior (Li)	Ponto central da transição entre a mucosa seca do lábio inferior e a pele.
Gonion ou gônio (Go)	O ponto mais lateral do ângulo da mandíbula.
Sulco mentolabial (Sml)	Ponto mais profundo do sulco entre o lábio inferior e o queixo no plano sagital.
Pogonion ou pogônio (Pg)	Ponto mais projetado anteriormente do tecido mole do mento no plano sagital.
Lateral do queixo (Qo)	Ponto mais lateral do queixo.
Menton (Me)	Ponto mais inferior do queixo na linha média.
Cervical (Ce)	Transição do contorno submentual para o cervical no plano sagital.

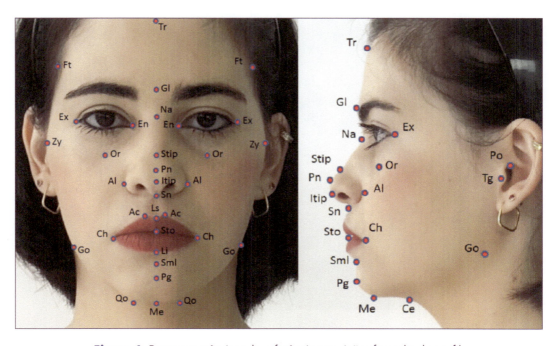

Figura 1. Pontos anatômicos de referência nas visões frontal e de perfil.

LARGURAS DA FACE

- Largura bitemporal (Ft-Ft): medida a partir dos pontos mais laterais da fronte.
- Largura bizigomática (Zy-Zy): medida entre as regiões mais laterais do tecido mole de cada arco zigomático na visão frontal (*zygion*). Deve ser a maior largura no rosto feminino.
- Largura bigonial (Go-Go): medida a partir do ponto lateral de cada ângulo mandibular (gônio).

Segundo Naini,[31] a largura bitemporal corresponde, aproximadamente, a 80 a 85% da largura bizigomática; a largura bizigomática, a 70 a 75% da altura facial vertical (*trichion a*–menton); e a largura bigonial, a 70 a 75% da largura bizigomática.

- Largura bimentual (Qo-Qo): distância medida entre os pontos mais laterais do queixo. Corresponde, idealmente, à distância intercantal (DIC) nas mulheres. Nos homens, o queixo é mais largo e mais definido e sua largura corresponde, idealmente, à distância entre os limbos mediais da íris, ou entre os cantos dos lábios (se não houver modificações como queda dos cantos da boca pelo processo de envelhecimento), ou aproximadamente entre os dentes caninos superiores.[32]

Os valores absolutos das larguras: bitemporal, bizigomática, bigonial e bimentual não são tão importantes quanto suas larguras relativas, que correspondem, essencialmente, às larguras das faces superior, média e inferior. Uma desproporção facial pode ser identificada se qualquer uma dessas larguras for muito estreita ou muito larga em relação às outras (**Figura 2**).

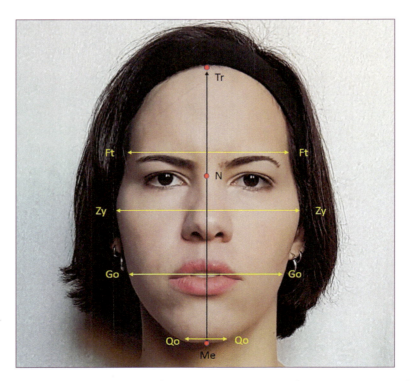

Figura 2. Larguras e altura da face. Tr: *trichion*; Ft: ponto frontotemporal lateral; Zy: *zygion*; Go: gônio; Qo: ponto lateral do queixo; Me: menton.

FORMA FACIAL

O passo inicial da análise estética facial envolve o exame geral da face na incidência frontal, a fim de avaliar o formato facial.

A avaliação do tipo facial é, em muitos aspectos, crucial para o planejamento e o prognóstico do tratamento estético. Diferentes modelos de formato facial foram propostos ao longo dos anos.

A associação da relação entre a altura facial e as larguras faciais, como as larguras bizigomática (região malar), bigonial (mandíbula) e bimentual (queixo), gera várias combinações de formas faciais, como: oval, redonda, triangular com base inferior, quadrada, retangular, triângulo invertido, etc. (**Figura 3**).

- Triângulo invertido (**Figura 3A**): caracteriza-se por malar proeminente (ampla largura bizigomática), queixo alongado e estreito e mandíbula estreita (menor largura bigonial).
- Quadrado (**Figura 3B**): face larga, com larguras bizigomática e bigonial aproximadamente iguais, ângulo de mandíbula bem demarcado, com angulação aproximadamente reta.
- Oval (**Figura 3C**): é considerado, por diversos autores, o formato facial feminino ideal. Caracteriza-se por uma largura bizigomática maior que a largura bigonial e por uma transição suave entre essas larguras e a largura do queixo.
- Redondo (**Figura 3D**): face sem ângulos, com larguras bizigomáticas e bigoniais

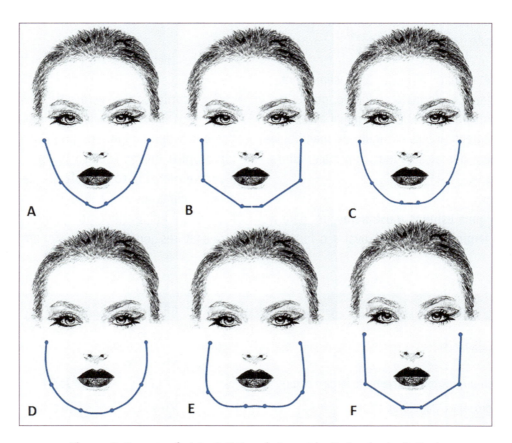

Figura 3. Formatos faciais. **A.** Triângulo invertido. **B.** Quadrado. **C.** Oval. **D.** Redondo. **E.** Triangular com base inferior. **F.** Retangular.

(Fonte: modificada a partir de imagem de Gerd Altmann de Pixabay)

amplas e altura facial proporcionalmente pequena, com mandíbula arredondada e queixo curto. Visualmente, os olhos, a boca e o nariz estão muito próximos entre si.

- Triangular com base inferior (**Figura 3E**): apresenta volume excessivo no terço inferior, mandíbula larga (ampla largura bigonial) e, às vezes, no mesmo nível do queixo. É uma face que se estreita no nível do zigomático (largura bizigomática relativamente estreita).

O formato de um triângulo invertido da face feminina jovem, com um terço médio proeminente associado a um contorno mandibular bem definido, pode, com o envelhecimento, evoluir para um formato triangular com base inferior, chamado de cone invertido da juventude, que é comparado a uma inversão da curva de Ogee.[33,34]

- Retangular (**Figura 3F**): semelhantemente ao formato quadrado, possui larguras bizigomática e bigonial aproximadamente iguais e ângulo de mandíbula bem demarcado, mas com maior altura facial.

Alguns estudos mostraram que, para a face feminina, o formato oval e o formato de triângulo invertido foram considerados os mais atraentes para diversas etnias, possuindo, idealmente, uma transição suave entre as unidades da fronte, têmporas, zigoma, bochechas, ângulo da mandíbula e linhas da mandíbula e do queixo.[35-38] Os homens tendem a ter transições mais demarcadas entre essas unidades, com angulações mais retas.

ÍNDICE FACIAL

O índice facial (prosópico) (IF)[39] é uma expressão numérica que tem sido usada para descrever os vários tipos faciais na antropometria. É a razão entre a altura morfológica facial (distância do násio ao menton [Na-Me]) e a largura bizigomática (largura facial [Zy-Zy]) multiplicada por 100 (ver **Figura 2**).

Índice facial (IF): Na–Me ÷ Zy–Zy × 100

De acordo com a escala de Martin e Saller,[39] os fenótipos faciais são classificados em 5 tipos: hiperleptoprosópico, leptoprosópico, mesoprosópico, euriprosópico e hipereuriprosópico (**Tabela 2**). Jeremić et al.[40] relataram que o tipo facial de um indivíduo é influenciado por gênero, etnia/raça e fatores genéticos, socioeconômicos e

TABELA 2. CLASSIFICAÇÃO DOS TIPOS FACIAIS DE ACORDO COM MARTIN E SALLER (1957)[39]		
Tipo da face	**Índice facial**	
	Masculino	**Feminino**
Hipereuriprosópico (face muito larga e curta)	≤ 78,9	≤ 76,9
Euriprosópico (face larga e curta)	79,0 a 83,9	77,0 a 80,9
Mesoprosópico (face com largura e comprimento médios)	84,0 a 87,9	81,0 a 84,9
Leptoprosópico (face estreita e comprida)	88,0 a 92,9	85,0 a 89,9
Hiperleptoprosópico (face estreita e muito comprida)	≥ 93,0	≥ 90,0

nutricionais e encontraram valores significativamente menores na altura, na largura e no índice facial em mulheres do que em homens.

DIVISÃO EM LINHAS VERTICAIS

A face pode ser dividida em cinco porções com larguras idealmente iguais, cada uma correspondendo à largura da DIC (**Figura 4**). Essa divisão em linhas verticais é realizada com a face vista de frente, sem rotação (observar as orelhas e, se houver assimetria entre elas na visão frontal, provavelmente há rotação), desenhando-se linhas verticais nos limites externos das orelhas e nos cantos lateral e medial dos olhos. Além disso, as linhas verticais que partem da margem medial da íris (limbo medial) tocam, de modo ideal, os cantos da boca. Essa referência pode se modificar com o processo de envelhecimento, quando a perda de sustentação local causa, muitas vezes, uma queda das comissuras labiais.

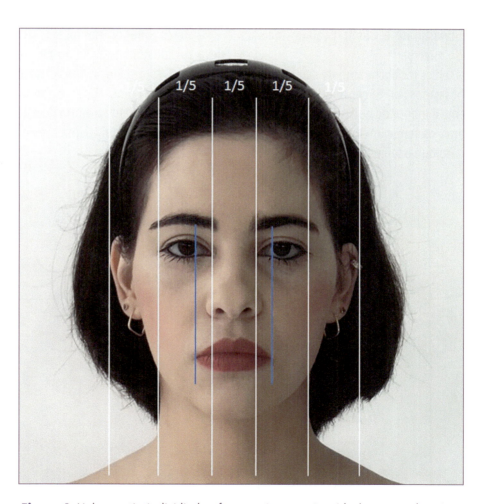

Figura 4. Linhas verticais dividindo a face em cinco porções. Idealmente, cada quinto equivale à distância intercantal (linhas brancas). Além disso, as linhas verticais que partem do limbo medial da íris (linha azul) devem, idealmente, tocar os cantos da boca.

DIVISÃO EM LINHAS HORIZONTAIS

Vista de frente, a face também pode ser dividida em linhas horizontais, compondo a trissecção facial, ou trissecção vitruviana, que é o cânone proporcional descrito pelo arquiteto romano Vitruvius e popularizado por Leonardo da Vinci (**Figura 5A**).[41]

Para se obter a trissecção facial, divide-se a face em três terços aproximadamente iguais (**Figura 5B**). O primeiro é medido na linha média da linha de implantação do cabelo (*trichion*) até o ponto mais proeminente da fronte, a glabela (Gl). O segundo terço é medido da região da glabela até o ponto subnasal (Sn), onde a columela se encontra com o lábio superior. O terceiro, do ponto subnasal até o menton (ponto mais inferior do queixo).

Esses terços faciais raramente são iguais. Nos caucasianos, o terço médio da face geralmente é menor do que o terço superior; e, no geral, os terços médio e superior são menores do que o terço inferior.[42]

Um segundo método para avaliar a altura das estruturas faciais esquadrinha apenas as partes média e inferior da face.[43] Utilizam-se duas alturas: do násio (Na) até a região subnasal (Sn) e da região subnasal (Sn) até o menton (Me). A altura total é medida do násio até o menton. A altura Na-Sn deve ser 43% do total, e a altura (Sn-Me) deve ser 57% do total (**Figura 6A**). As vantagens desse método sobre a trissecção facial recaem no fato de o násio (Na) ser um marco mais reprodutível do que a glabela (G). Além disso, o *trichion* pode apresentar variações que dificultam a sua medição, como o recuo da linha de implantação do cabelo decorrente de alopecia androgenética.[43]

O terço inferior da face (**Figura 6B**) deve ser idealmente dividido na proporção 1/3:2/3. A altura do subnasal ao estômio (lábio superior) deve corresponder a 1/3 da altura total, enquanto a altura do estômio ao menton deve ser equivalente a aproximadamente 2/3 do total.[44]

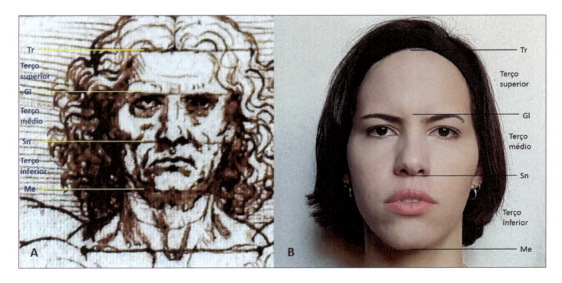

Figura 5. A. Detalhe do homem vitruviano, desenhado em 1490 por Leonardo da Vinci. (Fonte: modificada de Wikimedia Commons) **B.** Linhas horizontais dividindo a face em três porções aproximadamente iguais.

Milutinovic et al.,[45] ao avaliarem o terço inferior da face, encontraram no seu estudo associações entre a beleza facial e a proporção de 30%/70% em Sn-Sto/Sto-Me.

A largura do terço inferior da face tem como principais determinantes o tamanho e a forma do osso mandibular, a espessura do músculo masseter e o volume de tecido celular subcutâneo adjacente. Na visão de frente do rosto feminino, a face deve apresentar a largura do terço médio maior do que a do terço inferior. O ângulo de inclinação do ramo da mandíbula em relação à vertical (**Figura 7A**), chamado de ângulo de beleza universal feminina, mede, idealmente, 9 a 12° com a vertical[46] e pode ser alcançado, por exemplo, por meio da volumização com preenchedores ou agindo sobre o masseter com injeções precisas de toxina botulínica.

No rosto masculino, a inclinação do ramo da mandíbula com a vertical tende a zero, pois ele possui um terço inferior mais largo que o feminino, resultando em um formato facial mais quadrado.[47]

SIMETRIA

Nenhum rosto humano exibe perfeita simetria. Embora um grau leve de assimetria seja normal e aceitável, maiores graus de assimetria podem tornar a face desarmônica.

Os lados esquerdo e direito da face devem ser considerados primos, podendo apresentar algum grau de assimetria; já os lados esquerdo e direito dos lábios devem ser considerados irmãos, pois sua simetria tem elevada importância estética.[48]

A simetria facial no plano vertical pode ser analisada de forma simples, comparando os dois lados de um plano que passa pelo *trichion*, glabela, násio, *pronasale* (avalia simetria nasal), *subnasale*, filtro labial (avalia simetria labial), estômio e pogônio (avalia simetria do queixo) (**Figura 7B**).

No plano horizontal, podemos analisar a assimetria através de três linhas: a linha interpupilar, a linha entre os cantos da boca (cheilon) e a linha que passa pela margem inferior do queixo. Essas linhas, idealmente, devem ser paralelas ao chão e entre si (**Figura 7B**).

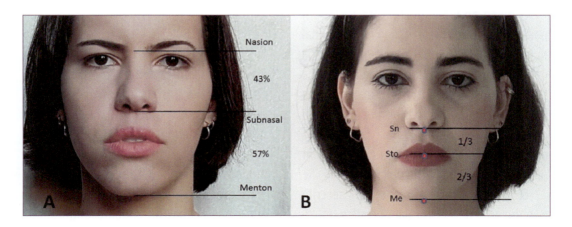

Figura 6. A. Linhas horizontais dividindo a face em 2 porções (N-Sn e Sn-Me). **B.** Linhas horizontais dividindo o terço inferior no gênero feminino em Sn-Sto (1/3 do total) e Sto-Me (2/3 do total).

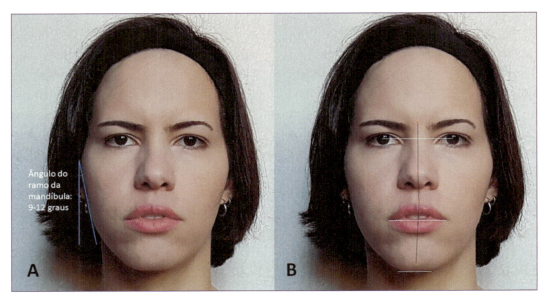

Figura 7. A. Ângulo do ramo da mandíbula em relação à vertical na visão frontal do rosto feminino.[17] **B.** Pontos de avaliação da simetria. Perceba que, apesar de nossa modelo não ser perfeitamente simétrica, ela é muito bela.

O PLANO DE FRANKFURT

No 13° Congresso Geral da Alemanha pela Sociedade Antropológica realizada na cidade de Frankfurt, em 1882, foi adotado e designado o acordo de Frankfurt, com a finalidade de produzir um plano de referência horizontal para a análise craniométrica, que passou a ser conhecido como plano de Frankfurt.[48]

O plano de Frankfurt (**Figura 8A**) é um parâmetro importante para o posicionamento da face, servindo como referência para fotografias e para a avaliação estética facial. É uma linha horizontal que passa pelo pório (Po), margem superior da abertura do canal auditivo externo, e pela borda óssea orbital inferior (or). Essa linha deve estar nivelada com a superfície do chão.

O plano zero meridiano foi descrito e nomeado pelo cirurgião plástico mexicano Mario González-Ulloa, como uma linha vertical que passa pelo násio (Na) e é perpendicular ao plano Frankfurt horizontal (**Figura 8A**).[49,50] Esse plano pode ser usado na avaliação da projeção de estruturas faciais em perfil, como o queixo (ver capítulo 5 "Terço inferior da face").

Curiosamente, o plano horizontal de Frankfurt e o plano meridiano zero de Gonzallez ficam evidentes nos diagramas faciais retratados por Leonardo da Vinci (**Figura 8B**).

GOLDEN RATION – PROPORÇÃO ÁUREA

A proporção áurea, também conhecida como PHI (nomeada a partir do escultor Phidias, por ter utilizado a proporção áurea na construção do Partenon, em Atenas), φ ou 1,618, é encontrada ao se dividir uma linha de modo que a razão entre o segmento longo e o segmento curto seja equivalente à razão entre toda a linha e o segmento longo. Sendo uma reta formada por duas porções a e b, em que a é o segmento longo e b, o segmento

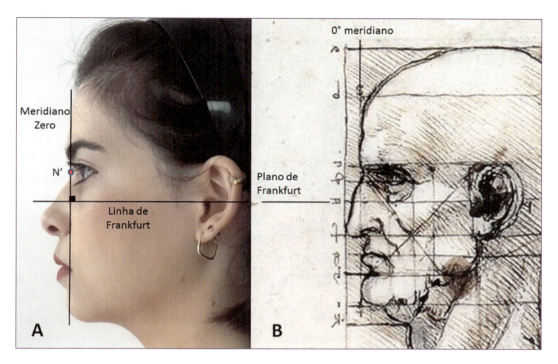

Figura 8. A. Plano de Frankfurt. **B.** Diagrama das proporções da cabeça de um homem visto de perfil, desenhado por Leonardo da Vinci, no qual são evidentes a linha do meridiano zero e o plano de Frankfurt. (Fonte: modificada de Wikimedia Commons)

curto, tem-se: a ÷ b = a + b ÷ a = 1,618033987 = ϕ.[51] O inverso de PHI (1/ϕ) equivale a 0,618 ou phi.

A proporção áurea também é chamada de razão de Fibonacci ou proporção divina. Vários exemplos da presença da razão phi podem ser encontrados tanto na natureza (por exemplo, dimensões dos ventrículos e da válvula mitral em corações humanos saudáveis, filotaxia de plantas para maximizar a exposição das folhas à luz solar, arranjo de sementes de girassol, espiral da concha do molusco, etc.) quanto na arquitetura (por exemplo, no Partenon, em Atenas, nas pirâmides de Gizé, no Egito, e na Catedral de Notre Dame, em Paris) e na arte (por exemplo, *A Virgem das Rochas*, de Leonardo da Vinci, com uma proporção altura × largura de 1,62, e *A Criação de Adão*, de Michelangelo Buonarroti, em que os dedos de Deus e Adão se tocam na proporção áurea da largura da pintura).[52-54] Suas propriedades matemáticas foram descritas em detalhe pelos antigos gregos, embora pareça que elas já eram conhecidas há séculos por outras civilizações, como os egípcios. Na sequência de Fibonacci (1, 1, 2, 3, 5, 8, 13, 21, 34, 55, 89, 144, 233...), cada termo (começando com o terceiro) é igual à soma dos dois anteriores. À medida que se avança na sequência, a razão entre dois números sucessivos oscila em torno da razão áurea, aproximando-se cada vez mais dela (por exemplo: 233 ÷ 144 = 1,618).[51]

Ricketts[52] foi um dos primeiros a descrever a relação entre proporção áurea e beleza facial. Milutinovic et al.[45] estabeleceram que as mulheres atraentes têm proporções faciais mais próximas da proporção áurea. Medici Filho et al.[53] examinaram proporções a partir de fotografias em incidências frontais de vinte pacientes caucasianos e concluíram que existe relação entre a proporção divina e a estética facial. Outros autores também encontraram associações entre a beleza e a proporção áurea.[54,55] Apesar desses trabalhos, não existe consenso sobre a aplicação da proporção áurea na avaliação da estética facial e sua associação com a beleza.[56]

ANTROPOMETRIA CRANIOFACIAL[32,57]

O dimorfismo sexual entre crânios humanos é bem estabelecido (**Figura 9**). O conhecimento correto das diferenças das estruturas ósseas faciais entre os gêneros é vital na abordagem estética da face, pois procedimentos estéticos em áreas particulares da face podem masculinizá-las ou feminilizá-las.

No terço superior, o crânio masculino apresenta a fronte mais retificada, oblíqua e possivelmente retroinclinada; a sutura frontonasal mais pronunciada; e cristas supraorbitais proeminentes. Já no das mulheres, a fronte é levemente convexa, a glabela é delicada e as cristas supraorbitais são sutis ou ausentes.

O terço craniofacial médio dos homens exibe ângulos mais nítidos, superfície irregular e pouca projeção anterior. O das mulheres apresenta ângulos mais sutis, com o zigoma mais proeminente e curvilíneo.

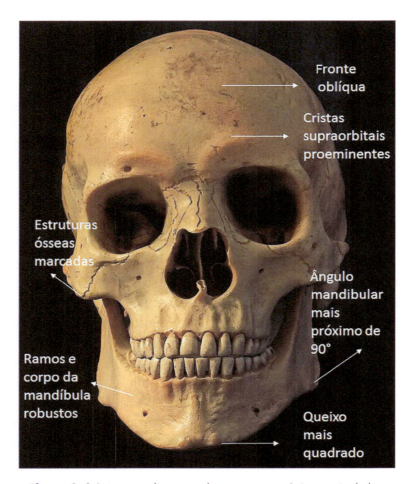

Figura 9. Crânio masculino com algumas características assinaladas.

(Fonte: modificada de: https://www.pxfuel.com/)

Os homens geralmente possuem o terço inferior da face mais proeminente, com mandíbula maior, mais forte e com ângulos mais retos e nítidos; e o queixo é mais largo, constituindo um formato mais quadrado. As mulheres tendem a apresentar uma mandíbula com angulações mais suaves, o que proporciona uma face com formato mais oval ou de triângulo invertido.

DIFERENÇAS GERAIS ENTRE O ROSTO MASCULINO E O FEMININO

O dimorfismo sexual facial, definido como as diferenças nos traços faciais entre os gêneros, reflete as características sexuais secundárias.

De acordo com o estudo de Baudouin e Tiberghien,[58] os parâmetros relacionados à atratividade facial feminina, como olhos, malar, boca e queixo, são afetados pelos níveis hormonais na puberdade, fornecendo uma indicação do funcionamento fisiológico subjacente. Assim, traços faciais considerados particularmente femininos revelam evidências sobre os níveis hormonais durante o desenvolvimento.

Perrett et al.[59] revelaram que rostos de mulheres com características mais femininas e delicadas são mais atraentes. Em outros estudos, também foi demonstrado o efeito positivo de atributos femininos na atratividade facial de mulheres.[60,61] Esses achados sugerem uma ligação entre dimorfismo sexual e atratividade no rosto feminino adulto. Ademais, apesar de ainda não haver um consenso estabelecido, sugere-se que características dimórficas sexuais influenciariam a atratividade facial nos homens.[62]

A avaliação facial e o planejamento do tratamento do rosto masculino diferem do feminino não apenas em razão de suas características anatômicas, mas também de fatores psicológicos e sociais associados a cada um.

Em um estudo com homens e mulheres britânicos, foi perguntado aos participantes qual era o gênero de um rosto prototípico feminino no qual características masculinas foram aplicadas digitalmente. Os resultados mostraram que mandíbula, sobrancelhas, olhos e queixo, em ordem decrescente, efetuaram as mudanças mais significativas na percepção do gênero.[63]

Ao analisar a face, é possível distinguir algumas características importantes entre os gêneros (**Figura 10**):

- Pele: a espessura geral da pele masculina, incluindo a epiderme e a derme, é maior em todas as localizações anatômicas, enquanto o tecido subcutâneo é menos proeminente.[64] O envelhecimento facial é geralmente mais notável nas mulheres do que nos homens, em decorrência, parcialmente, de uma maior espessura e maior quantidade de colágeno existente na pele masculina.[65]
- Forma facial e fronte: geralmente, o rosto feminino tende a apresentar um formato mais oval, com a fronte suavemente convexa e a linha de implantação do cabelo arredondada. O rosto masculino tem uma aparência mais quadrada, com uma fronte geralmente retroinclinada em direção à linha de implantação do cabelo, que geralmente apresenta formato de M. Além de apresentar maior altura e largura que a fronte feminina, o terço superior masculino possui também uma crista supraorbital proeminente.[65]
- Sobrancelhas: as masculinas tendem a ser horizontalmente posicionadas, relativamente grossas e localizadas sobre ou logo abaixo da borda orbital superior. A margem superior da órbita masculina é

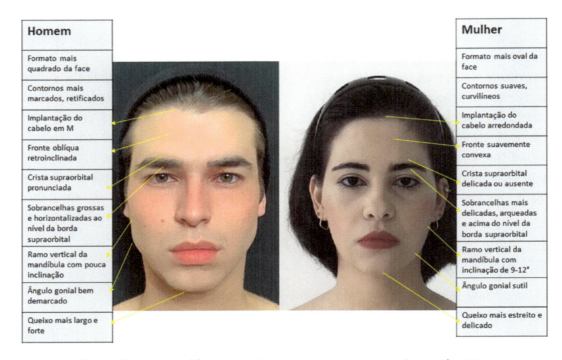

Figura 10. Algumas diferenças assinaladas entre o rosto masculino e o feminino.

mais angulada e quadrada. As sobrancelhas femininas são geralmente mais altas, posicionando-se acima da borda orbital superior, e geralmente têm o formato de um arco suave, com um ápice bem definido e localizado no terço lateral da sobrancelha.[66]

- Nariz: o nariz masculino é proporcionalmente maior e mais pronunciado que o feminino. As mulheres geralmente têm um nariz menor, com uma concavidade dorsal suave no perfil.
- Região malar: a masculina é notavelmente diferente da feminina, já que a feminina possui um formato arredondado, com mais volume e ápice lateral. A região malar masculina tem a porção medial mais significativa, uma proeminência malar de base mais ampla e um ápice mais medial.[67]
- Terço inferior: é relativamente maior na face masculina. É o local onde as diferenças entre os gêneros são mais aparentes.
- Mandíbula: a masculina é relativamente maior, possuindo largura bigonial mais ampla e ramo da mandíbula descendo mais verticalmente a partir da região da orelha, o que forma um ângulo evidente com o corpo da mandíbula. Além disso, os homens têm masseteres maiores. A linha da mandíbula feminina tende a apresentar uma curva mais suave da orelha até a região do queixo, e o ângulo gonial nas mulheres é mais obtuso, mais amplo e menos marcado.[68]
- Morfologia labial: a exposição do vermelhão nas mulheres (relação entre mucosa seca e restante do lábio) tende a ser maior, com proporção maior da altura do vermelhão em relação à altura labial. Observação: a unidade anatômica do lábio superior equivale à região que vai desde o ponto subnasal até o estômio,

enquanto a do lábio inferior equivale à unidade anatômica delimitada entre o estômio e o sulco mentolabial.[69]

- Queixo: na visão frontal, o queixo masculino é mais largo, com um formato mais quadrado, e o feminino tende a ser mais arredondado e estreito.
- Perfil: o queixo masculino tende a ser mais pronunciado em virtude da maior proeminência da sínfise mandibular.[69]
- Contorno: as curvas e os ângulos suaves são particularmente importantes no rosto feminino. Em contrapartida, linhas retas e ângulos agudos no contorno facial são características mais masculinas.

REFERÊNCIAS

1. Langlois JH, Kalakanis L, Rubenstein AJ, Larson A, Hallam M, Smoot M. Maxims or myths of beauty? A meta-analytic and theoretical review. Psychol Bull. 2000;126(3):390-423.

2. Dennison B. Leonardo da Vinci's scientific visualizations: 'Saper verdere' or knowing how to see. 01 mai. 2017. Integration & Application Network. Disponível em: https://ian.umces.edu/blog/2017/05/01/leonardo-da-vincis-scientific-visualizations-saper-verdere-or-knowing-how-to-see/. Acesso em: 26 nov. 2020.

3. Naini FB. Facial aesthetics: concepts and clinical diagnosis. Oxford: Wiley-Blackwell; 2011. p. 123-6.

4. Shakespeare W. Disponível em: https://www.pensador.com/frase/ODg4/. Acesso em: 26 nov. 2020.

5. Michaelis Dicionário Brasileiro da Língua Portuguesa. On Line, 2015. Disponível em: https://michaelis.uol.com.br/moderno-portugues/. Acesso em: 26 nov. 2020.

6. Seneca, Campbell R (ed). Letters from a Stoic. Londres: Penguin Books; 2014.

7. Hungerford MW. Molly Bawn. Leipzig: Tauchnitz; 1878.

8. Kant I. The critique of judgement. London: Oxford University Press; 1973.

9. Naini FB, Moss JP, Gill DS. The enigma of facial beauty: esthetics, proportions, deformity, and controversy. Am J Orthod Dentofacial Orthop. 2006;130(3):277-82.

10. Langlois JH, Roggman LA. Attractive faces are only average. Psychol Sci. 1990;1(2):115-21.

11. Cunningham M, Roberts A, Barbee A, Druen P, Wu C-H. Their ideas of beauty are, on the whole, the same as ours. J Pers Soc Psychol. 1995;68(2):261-79.

12. Jones D, Hill K. Criteria of facial attractiveness in five populations. Hum Nat. 1993;4(3):271-96.

13. Jones D. Sexual selection, physical attractiveness, and facial neoteny: cross-cultural evidence and implications. Curr Anthropol. 1995;36(5):723-48.

14. Langlois JH, Ritter JM, Roggman LA, Vaughn LS. Facial diversity and infant preferences for attractive faces. Dev Psychol. 1991;27(1):79-84.

15. Langlois JH, Ritter JM, Casey RJ, Sawin DB. Infant attractiveness predicts maternal behaviors and attitudes. Dev Psychol. 1995;31(3):464-72.

16. Bashour M. History and current concepts in the analysis of facial attractiveness. Plast Reconstr Surg. 2006;118(3):741-56.

17. Perrett DI, May KA, Yoshikawa S. Facial shape and judgements of female attractiveness. Nature. 1994;368(6468):239-42.

18. Langlois JH, Roggman LA, Casey RJ, Ritter JM, Rieser-Danner LA, Jenkins VY. Infant preferences for attractive faces: rudiments of a stereotype? Dev Psychol. 1987;23(3):363-9.

19. Ramsey JL, Langlois JH, Hoss RA, Rubenstein AJ, Griffin AM. Origins of a stereotype: categorization of facial attractiveness by 6-month-old infants. Dev Sci. 2004;7(2):201-11.

20. Samuels CA, Butterworth G, Roberts T, Graupner L, Hole G. Facial aesthetics: babies prefer attractiveness to symmetry. Perception. 1994;23(7):823-31.

21. Hahn AC, Perrett DI. Neural and behavioral responses to attractiveness in adult and infant faces. Neurosci Biobehav Rev. 2014;46 Pt 4:591-603.

22. Yarosh DB. Perception and deception: human beauty and the brain. Behav Sci. (Basel, Switzerland) 2019;9(4):34.

23. Jacobsen T. Beauty and the brain: culture, history and individual differences in aesthetic appreciation. J Anat. 2010;216(2):184-91.

24. Bzdok D, Langner R, Caspers S, Kurth F, Habel U, Zilles K et al. ALE meta-analysis on facial judgments of trustworthiness and attractiveness. Brain Struct Func. 2011;215(3):209-23.

25. Thornhill DPBR, Thornhill R, Gangestad SW, Gangestad DPPSW. The evolutionary biology of human female sexuality. Oxford: Oxford University Press; 2008.

26. Hutcheson F. An inquiry into the original of our ideas of beauty and virtue, in two treatises, in which the principles of the Earl of Shaftesbury are explain'd and defended against the author of the Fable of the Bees [B. De Mandeville]... With an attempt to introduce a mathematical calculation in subjects of morality. Londres: J. Darby, 1725.

27. Aires M. Reflexões sobre a vaidade dos homens. Lisboa: Rev. Fabrica da S. Igreja de Lisboa, 1752.

28. Macgregor FC. Some psychological hazards of plastic surgery of the face. Plast Reconstr Surg (1946). 1953;12(2):123-30.

29. Naini FB. Facial proportions. In: Naini FB. Facial aesthetics: concepts & clinical diagnosis. Oxford: Wiley-Blackwell; 2011. p. 150-64.

30. Amarah U. Estimation of innercanthal distance (ICD) of an individual using the incisal width of maxillary central incisor-a pilot study. J Med Dental Sci. 2017;16(9):50-6.

31. Naini FB. Facial aesthetics: concepts & clinical diagnosis. Oxford: Wiley-Blackwell; 2011. p. 127-49.

32. Avelar LET, Cardoso MA, Bordoni LS, Avelar LM, Avelar JVM. Aging and sexual differences of the human skull. Plast Reconstr Surg Glob Open. 2017;5(4):e1297.

33. Tonnard PL, Verpaele AM, Zeltzer AA. Augmentation blepharoplasty: a review of 500 consecutive patients. Aesthet Surg J. 2013;33(3):341-52.

34. Little JW. Volumetric perceptions in midfacial aging with altered priorities for rejuvenation. Plast Reconstr Surg. 2000;105(1):252-66; discussion 86-9.

35. Goodman GJ. The oval female facial shape – a study in beauty. Dermatol Surg. 2015;41(12):1375-83.

36. Liew S, Wu WT, Chan HH, Ho WW, Kim HJ, Goodman GJ et al. Consensus on changing trends, attitudes, and concepts of Asian beauty. Aesth Plast Surg. 2016;40(2):193-201.

37. Wu WT, Liew S, Chan HH, Ho WW, Supapannachart N, Lee HK et al. Consensus on current injectable treatment strategies in the Asian face. Aesth Plast Surg. 2016;40(2):202-14.

38. Zhao Q, Zhou R, Zhang X, Sun H, Lu X, Xia D et al. Morphological quantitative criteria and aesthetic evaluation of eight female Han face types. Aesth Plast Surg. 2013;37(2):445-53.

39. Martin R, Saller K. Lehrbuch der Anthropologie in systematischer Darstellung. 3.ed. Stuttgart: Verlag GF; 1957.

40. Jeremić D, Kocić S, Vulović M, Sazdanović Maja, Sazdanović P et al. Anthropometric study of the facial index in the population of central Serbia. Arch Biol Sci. (Belgrade) 2013;65(3):1163-1168. doi:10.2298/ABS1303163J.

41. Edler RJ. Background considerations to facial aesthetics. J Orthod. 2001;28(2):159-68.

42. Farkas LG, Hreczko TA, Kolar JC, Munro IR. Vertical and horizontal proportions of the face in young adult North American caucasians: revision of neoclassical canons. Plast Reconstr Surg. 1985;75(3):328-38.

43. Karimi K, Adamson P. Patient analysis and selection in aging face surgery. Facial Plast Surg. 2011;27(1):5-15.

44. Worms FW, Isaacson RJ, Speidel TM. Surgical orthodontic treatment planning: profile analysis and mandibular surgery. Angle Orthod. 1976;46(1):1-25.

45. Milutinovic J, Zelic K, Nedeljkovic N. Evaluation of facial beauty using anthropometric proportions. Sci World J. 2014;2014:428250.

46. Liew S, Dart A. Nonsurgical reshaping of the lower face. Aesth Surg J. 2008;28(3):251-7.

47. Swift A, Remington K. BeautiPHIcation™: a global approach to facial beauty. Clin Plast Surg. 2011;38(3):347-77.

48. Garson JG. The Frankfort craniometric agreement, with critical remarks thereon. JRAI. 1885;14:64-83.

49. González-Ulloa M. Quantitative principles in cosmetic surgery of the face (profileplasty). Plast Reconstr Surg. 1962;29(2):186-98.

50. González-Ulloa M, Stevens E. The role of chin correction in profileplasty. Plast Reconstr Surg. 1968;41(5):477-86.

51. Katyal P, Gupta P, Gulati N, Jain H. A compendium of Fibonacci ratio. J Clin Diag Res. 2019;13(11):AB3-AB10.

52. Ricketts RM. Divine proportion in facial esthetics. Clin Plast Surg. 1982;9(4):401-22.

53. Medici Filho E, Martins MV, Silva MAS, Castilho JC, de Moraes LC, Gil CT. Divine proportions and facial esthetics after manipulation of frontal photographs. World J Orthod. 2007;8(2):103-8.

54. Jefferson Y. Facial beauty – establishing a universal standard. Int J Orthod Milwaukee. 2004;15(1):9-22.

55. Pancherz H, Knapp V, Erbe C, Heiss AM. Divine proportions in attractive and nonattractive faces. World J Orthod. 2010;11(1):27-36.

56. Harrar H, Myers S, Ghanem AM. Art or science? An evidence-based approach to human facial beauty a quantitative analysis towards an informed clinical aesthetic practice. Aesth Plast Surg. 2018;42(1):137-46.

57. Pierce E. Comparison between genetic and morphological sex of the cranium. Anthropology Senior Theses. 2017; Paper 179. Disponível em: https://repository.upenn.edu/cgi/viewcontent.cgi?article=1178&context=anthro_seniortheses. Acesso em: 26 nov. 2020.

58. Baudouin JY, Tiberghien G. Symmetry, averageness, and feature size in the facial attractiveness of women. Acta Psychol (Amst). 2004;117(3):313-32.

59. Perrett DI, Lee KJ, Penton-Voak I, Rowland D, Yoshikawa S, Burt DM et al. Effects of sexual dimorphism on facial attractiveness. Nature. 1998;394(6696):884-7.

60. Cunningham MR. Measuring the physical in physical attractiveness: quasi-experiments on the socio-biology of female facial beauty. J Pers Soc Psychol. 1986;50(5):925-35.

61. Rhodes G, Hickford C, Jeffery L. Sex-typicality and attractiveness: are supermale and superfemale faces super-attractive? Br J Psychol. 2000;91(Pt 1):125-40.

62. Komori M, Kawamura S, Ishihara S. Effect of averageness and sexual dimorphism on the judgment of facial attractiveness. Vision Res. 2009;49:862-9.

63. Brown E, Perrett DI. What gives a face its gender? Perception. 1993;22(7):829-40.

64. Rossi AM, Fitzgerald R, Humphrey S. Facial soft tissue augmentation in males: an anatomical and practical approach. Dermatol Surg. 2017;43(Suppl 2):s131-9.

65. Lee Y, Hwang K. Skin thickness of Korean adults. Surg Radiol Anat. 2002;24(3-4):183-9.

66. Farhadian JA, Bloom BS, Brauer JA. Male aesthetics: a review of facial anatomy and pertinent clinical implications. J Drugs Dermatol. 2015;14(9):1029-34.

67. Kane MA. Treatment of tear trough deformity and lower lid bowing with injectable hyaluronic acid. Aesth Plast Surg. 2005;29(5):363-7.

68. Hage JJ, Becking AG, de Graaf FH, Tuinzing DB. Gender-confirming facial surgery: considerations on the masculinity and femininity of faces. Plast Reconstr Surg. 1997;99(7):1799-807.

69. Anic-Milosevic S, Mestrovic S, Prlić A, Slaj M. Proportions in the upper lip-lower lip-chin area of the lower face as determined by photogrammetric method. J Craniomaxillofac Surg. 2010;38(2):90-5.

CAPÍTULO 2

TERÇO SUPERIOR DA FACE

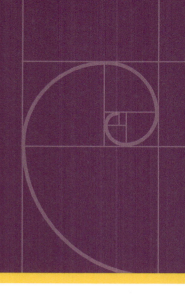

HITALO GLAUCO

INTRODUÇÃO

O terço superior da face é a porção que vai desde a linha de implantação do cabelo até a glabela, englobando a fronte, as cristas supraorbitárias e as sobrancelhas.

O terço superior é uma região particularmente vulnerável ao processo de envelhecimento facial em razão da maior exposição à ação dos raios ultravioleta, da ação dos músculos intrínsecos da expressão facial, da reabsorção óssea da região orbital, da perda da sustentação das sobrancelhas e da flacidez cutânea das pálpebras. Portanto, ao avaliar o paciente, deve-se dar bastante atenção ao terço superior da face, pois, por exemplo, uma fronte suavemente convexa, sem rítides fixas, com sobrancelhas harmonicamente arqueadas, pálpebras superiores com plenitude de volume e sem visualização de depressões ou proeminências ósseas transmitem jovialidade e beleza ao olhar feminino.

Apesar de estarem localizados no terço médio, os olhos são melhor avaliados dentro do contexto da região periorbital, em conjunto com as pálpebras e as sobrancelhas, e, por isso, foram também incluídos neste capítulo.

FRONTE E REGIÃO TEMPORAL

Com relação à fronte, duas subunidades esqueléticas podem ser consideradas: a porção superior e a porção supraorbital.

A porção superior, entre a linha de implantação do cabelo e a glabela, é representada, nas mulheres, pela convexidade suave do osso frontal, tendo como limite lateral a crista temporal, que é, muitas vezes, palpável (**Figura 1**).[1]

A porção supraorbital é geralmente mais proeminente nos homens, e sua forma pode variar com o desenvolvimento do seio frontal (**Figura 1**).[2]

A linha de implantação do cabelo define o limite superior da fronte. No homem, ela é geralmente mais alta e tende a ter um formato de M. Seu ponto na linha média é denominado *trichion*. Em pacientes com perda da linha de implantação do cabelo anterior, o *trichion* pode ser localizado instruindo o paciente a levantar as sobrancelhas; assim, o aspecto superior da contração do músculo frontal indica, aproximadamente, a posição do *trichion*.[3]

Segundo Naini,[3] a largura bitemporal, medida a partir do ponto mais lateral de cada lado da fronte, equivale, normalmente, a 80 a 85% da largura bizigomática (**Figura 2**). Powell e Humphreys[4] defenderam que a largura bizigomática deveria ser 10% maior que a largura bitemporal.

Na vista frontal, a largura percebida da fronte é influenciada pela largura do restante da face, principalmente as larguras bizigomática e bigonial (entre os ângulos

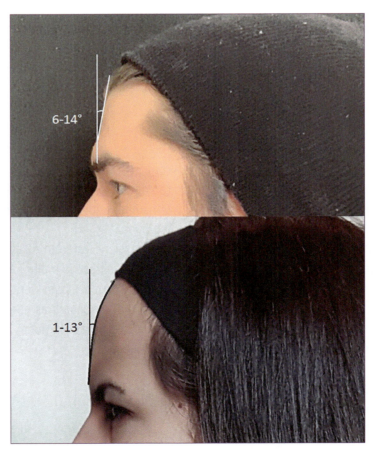

Figura 1. A fronte feminina deve ter uma convexidade leve entre o *trichion* e a crista supraorbitária. Já a masculina tende a ser mais plana e retroinclinada. Observe também a glabela (encontro das cristas supraorbitárias), que é proeminente no homem e sutil nas mulheres.

da mandíbula). Se um paciente tem os terços médio e inferior estreitos, mesmo uma fronte com largura normal parecerá larga; portanto, a largura relativa da fronte é mais importante do que a largura absoluta.[3]

Uma fronte feminina bela tem poucas linhas de expressão visíveis (se houver), tom e textura uniformes, protuberância da borda supraorbital suave, ou ausente e convexidade suave formada do *trichion* à crista supraorbital. Já a fronte masculina tende a ser mais plana, oblíqua e retroinclinada (ver **Figura 1**).[5]

Geralmente, os homens têm uma fronte com altura e largura maiores do que as mulheres, inclinada para trás em direção à linha de implantação do cabelo, resultando em uma fronte mais angulada e nítida e que se funde inferiormente com uma crista supraorbital proeminente de cada lado.[6] As cristas supraorbitais encontram-se na linha média por meio da glabela, que também é mais proeminente nos homens do que nas mulheres.[7]

A espessura total da pele masculina, incluindo a epiderme e a derme, é maior em todas as localizações anatômicas, incluindo a face superior, apresentando, em média, uma proporção de 1,2:1 de espessura em relação à pele feminina. A pele masculina mais grossa também possui maior densidade das glândulas sebáceas e sudoríparas.[8]

Segundo Farkas,[9] a fronte normal do adulto tem uma inclinação posterior em relação à vertical, que varia de 6° a 14° nos homens e de 1° a 13° nas mulheres (ver **Figura 1**). Uma inclinação da fronte acima de 15° da vertical é, muitas vezes, indesejável nas mulheres, mas pode ser aceitável nos homens. A inclinação é medida em relação a um plano vertical perpendicular ao plano de Frankfurt (ver **Figura 1**).[5]

Variações na forma da fronte podem ser descritas como protrusa, plana, inclinada posteriormente ou inclinada anteriormente. Variações excessivas resultaram em desproporção perceptível e perda da harmonia do terço superior.

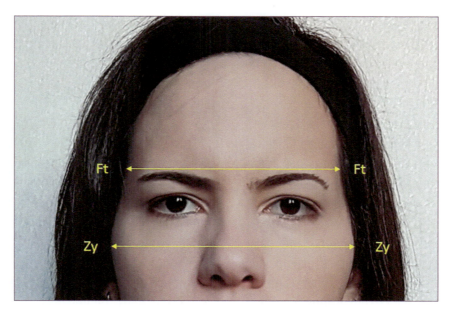

Figura 2. De acordo com Naini,[3] a largura bitemporal, medida a partir do ponto mais lateral de cada lado da fronte, equivale, idealmente, a 80 a 85% da largura bizigomática.

A altura da fronte, desde a crista supraorbitária até a linha do cabelo, segundo a proporção áurea, mede, idealmente, PHI (1,618) da distância intercantal (distância entre os cantos mediais dos olhos) (1,618 × DIC) (ver **Figura 6**, no final do capítulo).[10,11]

As margens supraorbitárias, lateralmente, e a glabela, medialmente, são as áreas mais projetadas do terço superior. No perfil, a projeção da glabela pode ser avaliada em relação aos globos oculares. A glabela projeta-se, normalmente, 5 a 8 mm além da córnea, e os homens tendem a ter maior projeção da glabela do que as mulheres.[12]

A aparência da altura do terço superior da face pode ser modificada por meio de mudanças no estilo do corte ou penteado dos cabelos, diminuindo ou aumentando a percepção da distância da linha de implantação do cabelo em relação à glabela e a sua relação com o restante da face. A convexidade da fronte nas mulheres pode ser alcançada com a aplicação precisa de preenchedores no plano supraperiosteal, profundamente ao músculo frontal, pois uma injeção na camada subcutânea pode levar a irregularidades do contorno e a um risco relativo de dano vascular. O preenchimento deve ter propriedades reológicas adequadas para suportar a pressão compressiva do músculo frontal.[13]

A análise da fronte e da glabela também deve levar em conta a avaliação da dinâmica muscular regional. A avaliação das rugas estáticas e dinâmicas na fronte, na glabela e na região orbicular tem grande importância estética na abordagem do terço superior.

Os homens têm uma quantidade maior de musculatura esquelética e maior movimentação muscular no terço superior quando comparados com as mulheres,[14] por isso, para atingir os efeitos cosméticos desejados com a toxina botulínica, os homens necessitam, geralmente, de uma dose maior. Como o movimento dos músculos faciais contribui para a formação de rugas, os homens tendem a possuir rítides faciais mais proeminentes do que as mulheres.[15]

Quando dinâmicas, as rugas podem ser atenuadas com o uso de toxina botulínica ou de preenchedores em razão do efeito da miomodulação. Quando estáticas, podem ser melhoradas com o uso de preenchedores, *lasers*, microagulhamento com ou sem radiofrequência, subincisão, *peelings*, fios, entre outros métodos. Em função do grande risco de complicações do preenchimento da região glabelar, é preferível o uso de outras técnicas para melhora das rugas estáticas nessa localização.

Idealmente, a região temporal deve ser plana ou sutilmente convexa, não apresentando concavidade ou depressão.[16] A concavidade excessiva da fossa temporal é característica de idade avançada e pode ocasionar a queda ou o desaparecimento da sobrancelha ao longo da lateral da fronte na visão frontal, além de maior visibilidade dos vasos temporais.[16] O uso de preenchedores pode devolver volume e forma a essa região, reposicionando a sobrancelha e tornando sua porção distal visível na vista frontal.[11]

SOBRANCELHAS

A definição da sobrancelha ideal é complexa, pois trata-se de uma estrutura altamente dinâmica, com formas e posições que transmitem uma infinidade de expressões e emoções. A sobrancelha é uma estrutura "flutuante", cuja posição é determinada pela ação oposta das porções do músculo frontal (elevador) e de músculos depressores antagônicos (prócero, corrugadores do supercílio, depressores do supercílio e orbicular dos olhos).

O mau posicionamento das sobrancelhas pode dar ao olhar uma aparência cansada, triste, zangada, surpresa ou envelhecida.

A simetria das sobrancelhas deve ser analisada no repouso e durante o movimento, avaliando-se a influência da ação dos músculos envolvidos.

Nas mulheres, a sobrancelha medial idealmente começa próxima da mesma vertical do canto medial dos olhos. No entanto, em pacientes com distância intercantal elevada, a sobrancelha deve começar medialmente ao canto medial dos olhos (endocanto [En]); já em pacientes com a DIC diminuída, ela deve começar lateralmente ao endocanto.[17]

De acordo com a proporção áurea, a porção medial da sobrancelha idealmente se posiciona a uma altura aproximada de 0,618 (phi) × distância intercantal (DIC) acima do canto medial do olho (ver **Figura 6**, no final do capítulo).[10,18,19] Freund e Nolan[20] submeteram, à análise de cirurgiões plásticos, fotografias nas quais se modificava a posição medial das sobrancelhas de mulheres. Todos os cirurgiões plásticos preferiram as sobrancelhas cuja altura da sua porção medial estava no nível ou abaixo da borda supraorbital, pontuando menos as sobrancelhas mediais com altura acima do nível da borda supraorbital.[20]

Nas mulheres jovens, apesar de a porção medial da sobrancelha poder se encontrar no nível da borda supraorbitária,[5] a porção lateral da sobrancelha idealmente posiciona-se acima do nível da borda supraorbitária.[21] Se uma paciente possui a porção lateral das sobrancelhas localizada no nível ou abaixo da margem orbital superior, mesmo que apresente dermatocalaze (excesso de pele na pálpebra superior), ela necessita, inicialmente, de um procedimento para a elevação das sobrancelhas (por exemplo, o *brow lifting* cirúrgico), para posteriormente ser avaliada uma blefaroplastia.

Se a distância entre as porções mediais das sobrancelhas for maior que o normal, o tratamento dos corrugadores com toxina botulínica pode aumentar ainda mais essa distância. A abordagem concomitante do músculo frontal com toxina botulínica pode prevenir essa piora.[10]

A sobrancelha tende a se posicionar em uma linha que transita suavemente para a linha dorsal do nariz e para a ponta nasal. Esse relacionamento curvilíneo é denominado, como já mencionado, linha estética sobrancelha-nariz (**Figura 3**).[22] No homem, essa transição é mais retangular e menos suave.[21]

O pico da sobrancelha feminina está idealmente localizado no seu ponto phi (0,618 × comprimento da sobrancelha), valor que corresponde à distância intercantal (DIC), se medida desde a sua porção medial. (**Figura 4**).[19] Idealmente, o ápice da sobrancelha apresenta uma inclinação com a horizontal de 10° a 20°, podendo

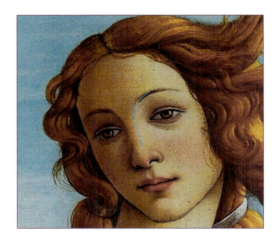

Figura 3. Linha estética sobrancelha-nariz (em azul) na face de Vênus, em *The Birth of Venus*, de Sandro Botticelli.

(Fonte: modificada de Wikimedia Commons)

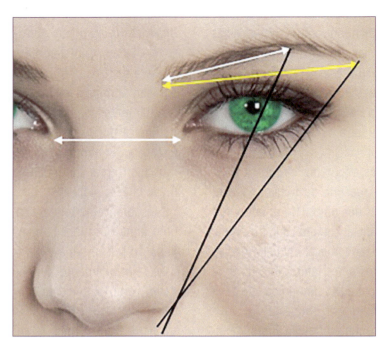

Figura 4. A cauda da sobrancelha posiciona-se em uma reta que passa pela ala nasal (ponto *alare*) e pelo canto lateral do olho. O ápice da sobrancelha posiciona-se em uma reta que passa pelo ponto *alare* e pela porção lateral da pupila. O ápice da sobrancelha fica a uma distância equivalente à DIC, medido a partir da sobrancelha medial (dupla seta branca). Dupla seta amarela = PHI (1,618) × DIC; dupla seta branca entre os olhos = DIC.

(Fonte: modificada de Public Domain Pictures.net)

ser determinado, na mulher, por uma reta formada desde o ponto *alare* (ala nasal), atravessando a pupila na porção lateral e estendendo-se até a sobrancelha (ver **Figura 4**).[19] Pode-se utilizar o ponto *alare* para localizar o ápice e a cauda da sobrancelha apenas quando a largura da base nasal for proporcional, ou seja, próxima à largura da DIC (1/5 da largura facial, de acordo com a regra dos quintos). Sobrancelhas com o ápice mais medial geralmente expressam um olhar de surpresa, enquanto um olhar zangado pode ser expressado por sobrancelhas com a região medial baixa e o pico muito elevado.

Alguns autores advogam que o ápice da sobrancelha, nas mulheres, deve se encontrar na vertical, entre o limbo lateral e o canto lateral do olho, sendo mais próximo da vertical correspondente ao canto lateral em jovens e se aproximando da vertical do limbo lateral com o envelhecimento.[23]

Byrd[24] observou que o ápice localizado a uma altura de 8 a 10 mm superior à da sobrancelha medial proporcionou um ótimo resultado estético em sua série de casos de *brow lift* endoscópico.

A porção lateral da sobrancelha é mais fina e idealmente se encontra cerca de 2 mm superior em relação à porção medial.[25]

As sobrancelhas devem ser consideradas em conjunto com o formato dos olhos e a altura da fissura palpebral. Se os olhos têm uma inclinação ascendente significativa, então as sobrancelhas devem ter um ângulo de inclinação maior. Da mesma forma, para olhos com formato mais retificado ou inclinado para baixo, as sobrancelhas mais planas geralmente são mais harmônicas. Para pacientes com fissura palpebral estreita, a altura da sobrancelha deve ser ajustada, pois ápices muito elevados podem ficar desproporcionais – consideração importante em pacientes asiáticos.[23]

O comprimento ideal da sobrancelha em ambos os sexos não deve exceder PHI (1,618) × DIC.[19] A cauda da sobrancelha fica em uma reta que parte da ala nasal (*alare*) e passa pelo canto externo do olho ipsilateral (ver **Figura 6**, no final do capítulo).[18]

Leonardo da Vinci descreveu, no "*Study on the proportions of head and eyes*", uma linha diagonal que se estende da comissura oral (ângulo da boca) tangente até o limbo lateral da íris ipsilateral. A extensão dessa linha para a sobrancelha designaria seu pico (**Figura 5**).[22]

Ding[23] propôs que o formato da sobrancelha ideal varia para cada formato facial, sendo que, para pacientes com faces ovais, a sobrancelha classicamente descrita funciona bem; para pacientes com rostos redondos, uma sobrancelha um pouco mais arqueada pode alongar o rosto; para faces quadradas, as sobrancelhas devem ter um arco mais suave, evitando ângulos agudos; já em pacientes com rostos longos, as sobrancelhas mais planas evitam alongar ainda mais a face.

Com o processo de envelhecimento facial, o segmento lateral da sobrancelha geralmente desenvolve ptose mais cedo do que o segmento medial. Isso se deve, em parte, ao menor suporte gerado por estruturas anatômicas profundas ao segmento lateral da sobrancelha, quando comparado ao segmento medial.[26] Além disso, os limites anatômicos das fibras do músculo frontal muitas vezes não se estendem para a parte

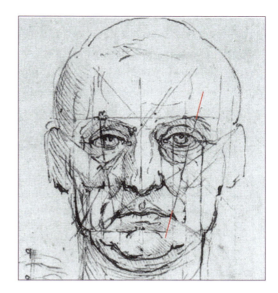

Figura 5. No "Study on the proportions of head and eyes", de Leonardo da Vinci, o prolongamento da linha formada entre a comissura labial e o limbo lateral da íris designaria o ápice da sobrancelha.

(Fonte: modificada de Wikimedia Commons)

lateral da sobrancelha, possibilitando a ptose dessa região.[27]

Alguns pacientes compensam uma dermatocalaze, muitas vezes subconscientemente, contraindo o músculo frontal constantemente, a fim de elevar as sobrancelhas e manter o excesso de tecido palpebral fora do campo de visão. O resultado é uma elevação excessiva bilateral da porção medial das sobrancelhas, produzindo uma aparência triste e cansada. Essa ação muscular, ao longo do tempo, ocasiona a formação de rítides profundas na fronte. Nesses pacientes, o tratamento do músculo frontal com toxina botulínica pode ser prejudicial, pois eles perdem a capacidade de elevação das sobrancelhas, com consequente queda das sobrancelhas e das pálpebras superiores.

Para garantir que o paciente não esteja usando o músculo frontal para compensar uma queda das sobrancelhas, peça que ele se sente de forma ereta, olhe para a frente e feche os olhos. Se as sobrancelhas descerem durante o movimento, o tratamento do músculo frontal com toxina botulínica poderá piorar, de forma significativa, a queda das sobrancelhas e das pálpebras superiores.[28]

A remoção cirúrgica do excesso de pele da pálpebra superior desobstrui o campo visual superior e induz o relaxamento do músculo frontal.[26]

Para estimar a capacidade de elevação das sobrancelhas com o uso de toxina botulínica no músculo orbicular dos olhos, quando aplicada na porção superior lateral da sobrancelha, deve-se pedir para o paciente fechar os olhos com força, com a finalidade de avaliar a ação depressora desse músculo sobre a sobrancelha, observando se, durante o movimento, há uma tração das sobrancelhas para baixo. Essa manobra também possibilita a distinção entre as rugas dinâmicas causadas pelo músculo orbicular dos olhos e as causadas pelo músculo zigomático maior, pois as rugas periorbiculares produzidas pelo movimento de fechamento dos olhos estão mais associadas à ação do músculo orbicular dos olhos, enquanto as causadas pela ação do zigomático maior são mais evidenciadas com a expressão do sorriso.[29]

Nos homens, as sobrancelhas são geralmente mais grossas e idealmente planas ou com um pequeno arco, localizando-se no nível da borda óssea orbital superior, com pouca ou nenhuma inclinação (de 0 a 5°).[8,19,21] Essas características devem ser levadas em conta no tratamento do músculo frontal masculino com toxina botulínica, pois os pontos de aplicação devem ser distribuídos também lateralmente na fronte, para evitar que a sobrancelha adquira uma posição arqueada, característica particular da sobrancelha feminina.

Uma região periorbital jovem e atraente mostra uma plenitude convexa na porção lateral das pálpebras superiores de ambos os sexos.[30] Isso é especialmente relevante na lateral da borda orbital superior das mulheres, pois ameniza as proeminências ósseas, que, quando muito visíveis, transmitem masculinidade.

PÁLPEBRAS

Nguyen et al.,[31] estudando os movimentos dos olhos, concluíram que, quando avaliadores foram solicitados para examinar a idade e o cansaço dos sujeitos em estudo, a área do rosto mais apreciada pelos observadores foi a região periorbital, demonstrando a importância dessa região na percepção das alterações relacionadas ao processo de envelhecimento facial.

A pálpebra superior idealmente cobre de 1 a 2 mm do limbo superior da íris, enquanto a inferior fica próxima do nível do limbo inferior. Portanto, deve haver mínima ou nenhuma exposição da esclera entre a margem inferior da pálpebra e o limbo inferior da íris.[32] A pálpebra inferior deve se curvar suavemente de medial para lateral, com seu ponto mais baixo entre a pupila e o limbo lateral.[32]

A exposição excessiva da esclera abaixo da íris na ausência de ectrópio é um sinal de que há suporte insuficiente da pálpebra pela região malar.[22]

O exame da região das pálpebras deve ser realizado junto com o das sobrancelhas e deve incluir a busca de excesso de pele, assimetria, perda de tônus, dinâmica muscular, posicionamento da prega palpebral, herniação de gordura orbital, entre outras características.

O excesso de pele nas pálpebras (dermatocalaze) geralmente é mais relevante nas pálpebras superiores e pode ser estimado por meio do pinçamento dessa pele até os cílios começarem a everter.

A prega da pálpebra superior deve estar bem definida e ser paralela à margem superior da pálpebra superior. Ela divide a pálpebra em duas porções: a porção palpebral (tarsal), abaixo; e a porção orbital, acima. Ela é formada pela inserção da aponeurose do músculo elevador na pálpebra superior no septo orbicular. Em asiáticos, essa prega pode estar ausente.[32-34]

A prega palpebral superior inicia-se, medialmente, a 3 mm da borda ciliar, atinge, em média, de 6 a 8 mm na porção central nas mulheres e de 7 a 10 mm nos homens, e termina na porção lateral com 4 a 5 mm da borda ciliar.[33]

A distância normal entre a prega palpebral e a borda inferior da sobrancelha foi descrita como sendo de 15 mm por Connell et al.[35] e de 16 mm por Matarasso e Terino.[36]

A posição da prega da pálpebra superior pode ser avaliada pelo teste de Sheen, em que o clínico eleva a sobrancelha do paciente apenas o suficiente para retrair a pele excessiva e visualizar a prega palpebral, enquanto o paciente olha na diagonal, em um ângulo de 45°. A faixa normal da distância da margem ciliar da pálpebra superior até a prega palpebral, nessa situação, nos caucasianos, deve ser de 7 a 10 mm.[37] Os asiáticos têm uma pálpebra superior proeminente, com pele mais espessa e menos tendência de formar uma prega palpebral.[38]

A porção lateral da prega da pálpebra superior, quando se estende além da região periorbital, é uma indicação de ptose ou de queda da fronte (sinal de Connell).[26]

As pálpebras inferiores devem ser avaliadas quanto ao excesso de pele e à herniação de gordura, que pode ser central, medial e lateral. A gordura palpebral inferior torna-se mais proeminente quando o paciente olha para cima e menos proeminente quando olha para baixo.

A herniação da gordura orbital pode ser avaliada pressionando gentilmente o globo, produzindo a saliência de bolsas de gordura.

A perda do tônus da pele é geralmente mais relevante na pálpebra inferior. O tônus pode ser medido pela capacidade da pálpebra de resistir (teste de tração) e de recuperar rapidamente sua posição após manobra de repuxamento (*snap back test*).[38]

O *snap back test* é realizado com o paciente em posição ortostática e olhos abertos. Puxa-se a pálpebra inferior para baixo com o dedo e, após sua retirada, avalia-se o tempo de retorno da pálpebra inferior para a posição natural e verifica-se se, para esse reposicionamento, há a necessidade de o paciente piscar os olhos.[39] Esse teste pode classificar a pálpebra em quatro graus:[40]

- grau I: a pálpebra retorna imediatamente à sua posição original;
- grau II: a pálpebra retorna à sua posição original lentamente, mas espontaneamente;
- grau III: a pálpebra não retorna espontaneamente, mas retorna depois do movimento de piscar os olhos;
- grau IV: a pálpebra não retorna, mesmo depois de piscar os olhos.

O teste de tração consiste em tracionar a pálpebra inferior para longe do globo ocular; se ela puder ser tracionada mais do que 6 mm, existe perda do tônus.[41]

OLHOS

De acordo com a regra dos quintos, a largura dos olhos, medida pela distância entre seus cantos medial e lateral, deve, idealmente, se aproximar da largura entre os cantos mediais dos olhos. Essa regra não é absoluta, pois, nas mulheres, olhos largos podem deixar o rosto mais atraente. Além disso, olhos largos permitem que uma base nasal mais larga seja percebida como harmoniosa, mesmo para uma distância intercantal proporcionalmente menor.

Nas mulheres caucasianas, idealmente, o canto lateral do olho é cerca de 5 mm superior ao canto medial; essa inclinação pode ser maior em alguns grupos étnicos, como os asiáticos.[42]

Nos casos de desvios do padrão, descreve-se a orientação do eixo intercantal como aumentado inferomedialmente se o canto medial do olho for excessivamente inferior ao lateral, ou inferolateralmente se o canto lateral do olho for inferior ao medial. Nos homens, o eixo intercantal é menos inclinado da porção medial para a lateral. Os eixos intercantais dos dois olhos devem se encontrar na linha média sobre o dorso nasal; caso contrário, isso pode ser um sinal de assimetria.[22]

Nas mulheres, as rugas periorbitais são mais comumente centrais, descendentes ou completas (ascendentes, centrais e descendentes); já a maioria dos homens tem um padrão de rugas orbiculares laterais inferiores (descendentes). O padrão nos homens pode refletir o maior envolvimento do músculo zigomático maior, sendo essa avaliação importante para o tratamento com toxina botulínica nessa região.[43]

Na visão de perfil, a posição da linha da borda orbital inferior pode variar muito entre posterior e anterior em relação à córnea. Uma borda orbital inferior protrusa na mulher está associada a um bom suporte da pálpebra inferior, enquanto um retroposicionamento é um sinal de hipoplasia da região malar, que pode estar associada a um suporte inadequado da pálpebra inferior.

ANÁLISE DO TERÇO SUPERIOR DA FACE DE ACORDO COM A PROPORÇÃO ÁUREA[10,11,19,44-49]

A proporção áurea é caracterizada como um número irracional aproximadamente quivalente a 1,618, sendo encontrada ao se dividir uma linha de modo que a razão entre o segmento longo e o segmento curto corresponde à razão entre toda a linha e o segmento longo. Essa constante tem sido utilizada na análise das proporções faciais por meio da relação entre pontos anatômicos de referência das partes moles da face. De acordo com a proporção áurea:

- A altura da fronte (entre *trichion* e crista supraorbital) idealmente deve medir PHI (1,618) × DIC (distância intercantal).
- O ápice da sobrancelha fica a uma distância da sua porção medial equivalente à distância intercantal (DIC), possuindo uma inclinação com a horizontal de 10° a 20°. O comprimento da sobrancelha não deve ultrapassar PHI (1,618) × DIC, e sua porção medial idealmente deve iniciar-se próxima da vertical que passa adjacente ao canto medial do olho, a uma altura aproximada de phi (0,618) × DIC.
- A distância entre os limbos mediais da íris dos olhos mede, idealmente, PHI (1,618) × DIC (**Figura 6**).

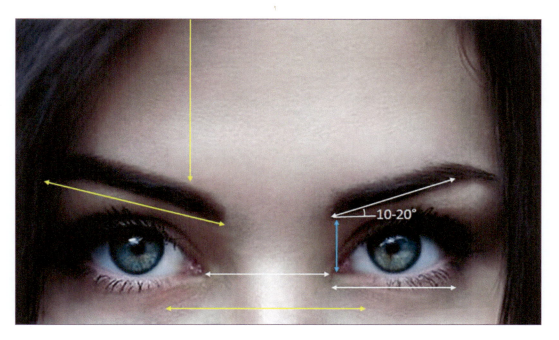

Figura 6. Análise do terço superior de acordo com a proporção áurea. Dupla seta branca = DIC = distância intercantal; dupla seta amarela = 1,618 × DIC; dupla seta azul = 0,168 × DIC.

(Fonte: modificada de Pixabay)

REFERÊNCIAS

1. Marchac D. Aesthetic contouring of the forehead utilizing bone grafts and osteotomies. Aesthetic contouring of the craniofacial skeleton. Boston: Little, Brown and Company; 1991. p. 222.
2. Shearer BM, Sholts SB, Garvin HM, Wärmländer SK. Sexual dimorphism in human browridge volume measured from 3D models of dry crania: a new digital morphometrics approach. Forensic Sci Int. 2012;222(1-3):400.e1-5.
3. Naini FB. The forehead. In: Naini FB (ed). Facial aesthetics: concepts and clinical diagnosis. Oxford: Wiley-Blackwell; 2011. p. 89-98.
4. Powell N, Humphreys B. Proportions of the aesthetic face. New York: Thieme-Stratton; 1984.
5. Whitaker LA, Morales Jr. L, Farkas LG. Aesthetic surgery of the supraorbital ridge and forehead structures. Plast Reconstr Surg. 1986;78(1):23-32.
6. Rossi AM, Fitzgerald R, Humphrey S. Facial soft tissue augmentation in males: an anatomical and practical approach. Dermatol Surg. 2017;43(Suppl 2):s131-9.
7. Russell MD. The supraorbital torus: a most remarkable peculiarity. Curr Anthropol. 1985;26(3):337-60.
8. Sedgh J. The aesthetics of the upper face and brow: male and female differences. Facial Plast Surg. 2018;34(2):114-8.
9. Farkas LG. Anthropometry of the head and face. New York: Raven Press; 1994.
10. Swift A, Remington K. BeautiPHIcation™: a global approach to facial beauty. Clin Plast Surg. 2011;38(3):347-77.
11. Swift A, Remington BK. The mathematics of facial beauty. In: Jones DH, Swift A (eds). Injectable fillers: facial shaping and contouring. 2.ed. New Jersey: Wiley-Blackwell; 2019. p.2961.
12. Epker BN, Stella JP. Reconstruction of frontal and frontal-nasal deformities with prefabricated custom implants. J Oral Maxillofac Surg. 1989;47(12):1272-6.

13. Lee W, Yoon J-H, Koh I-S, Oh W, Kim K-W, Yang E-J. Clinical application of a new hyaluronic acid filler based on its rheological properties and the anatomical site of injection. Biomed Dermatol. 2018;2(1):22.

14. Weeden JC, Trotman CA, Faraway JJ. Three dimensional analysis of facial movement in normal adults: influence of sex and facial shape. Angle Orthod. 2001;71(2):132-40.

15. Tsukahara K, Hotta M, Osanai O, Kawada H, Kitahara T, Takema Y. Genderdependent differences in degree of facial wrinkles. Skin Res Technol. 2013;19(1):e6571.

16. Raspaldo H. Temporal rejuvenation with fillers: global faceculpture approach. Dermatol Surg. 2012;38(2):261-5. doi: 10.1111/j.1524-4725.2011.02218.x.

17. Angres GG. Blepharopigmentation and eyebrow enhancement techniques for maximum cosmetic results. Ann Ophthalmol. 1985;17(10):605-11.

18. Westmore MG. Facial cosmetics in conjunction with surgery. Course presented at the Aesthetic Plastic Surgical Society Meeting, Vancouver, British Columbia, 1975.

19. Remington BK, Swift A. The eyebrow revisited. In: Jones DH, Swift A (eds). Injectable fillers: facial shaping and contouring. 2.ed. New Jersey: Wiley-Blackwell; 2019. p.77-91.

20. Freund RM, Nolan 3rd WB. Correlation between brow lift outcomes and aesthetic ideals for eyebrow height and shape in females. Plast Reconstr Surg. 1996;97(7):1343-8.

21. Cook TA, Brownrigg PJ, Wang TD, Quatela VC. The versatile midforehead browlift. Arch Otolaryngol Head Neck Surg. 1989;115(2):163-8.

22. Naini FB. The orbital region. In: Naini FB (ed). Facial aesthetics: concepts and clinical diagnosis. Oxford: Wiley-Blackwell; 2011. p.199-206.

23. Ding A. The ideal eyebrow: lessons learnt from the literature. Aesth Plast Surg. 2020 Aug 25. doi: 10.1007/s00266-020-01920-x.

24. Byrd HS. The extended browlift. Clin Plast Surg. 1997;24(2):233-46.

25. Sundaram H, Kiripolsky M. Nonsurgical rejuvenation of the upper eyelid and brow. Clin Plast Surg. 2013;40(1):55-76.

26. Marten TJ. Forehead aesthetics and preoperative assessment of the foreheadplasty patient. In: Knize DM (ed). The forehead and temporal fossa: anatomy and technique. Philadelphia: Lippincott Williams & Wilkins; 2001. p.919.

27. Lemke BN, Stasior OG. The anatomy of eyebrow ptosis. Arch Ophthalmol. 1982;100(6):981-6.

28. Klein AW. Complications and adverse reactions with the use of botulinum toxin. Semin Cutan Med Surg. 2001;20(2):109-20. doi: 10.1053/sder.2001.25964.

29. Earp APS, Marmur ES. The five D's of botulinum toxin: doses, dilution, diffusion, duration and dogma. J Cosmet Laser Ther. 2008;10(2):93-102.

30. Gulyás G. Improving the lateral fullness of the upper eyelid. Aesth Plast Surg. 2006;30(6):641-8; discussion 9-50.

31. Nguyen HT, Isaacowitz DM, Rubin PA. Age- and fatigue-related markers of human faces: an eye-tracking study. Ophthalmol. 2009;116(2):355-60.

32. Gunter JP, Antrobus SD. Aesthetic analysis of the eyebrows. Plast Reconstr Surg. 1997;99(7):1808-16.

33. Palermo EC. Anatomia da região periorbital. Surg Cosmet Dermatol. 2013;5(3):245-56.

34. Pitanguy I. Atlas de cirurgia palpebral. Rio de Janeiro: Colina; 1994. p.21. 252p.

35. Connell BF, Lambros VS, Neurohr GH. The forehead lift: techniques to avoid complications and produce optimal results. Aesth Plast Surg. 1989;13(4):217-37.

36. Matarasso A, Terino EO. Forehead-brow rhytidoplasty: reassessing the goals. Plast Reconstr Surg. 1994;93(7):1378-89; discussion 90-1.

37. Sheen JH. Supratarsal fixation in upper blepharoplasty. Plast Reconstr Surg. 1974;54(4):424-31.

38. Suhk JH, Kiranantawat K, Nguyen AH. Physical evaluation of the Asian blepharoplasty patient. Semin Plast Surg. 2015;29(3):145-57.

39. Favarin GJSA, Favarin E, Rocha LPS, Horner C. Blefaroplastia inferior com suporte cantal lateral. Rev Bras Cir Plást. 2016;31(3):347-53.

40. Lee JS. Primary eye examination: a comprehensive guide to diagnosis. Singapore: Springer Singapore; 2019.

41. Leatherbarrow B. Oculoplastic surgery. Boca Raton, FL: CRC Press; 2010.

42. Scuderi N, Toth BA. International textbook of aesthetic surgery. Berlim: Springer; 2016.

43. Kane MA, Cox SE, Jones D, Lei X, Gallagher CJ. Heterogeneity of crow's feet line patterns in clinical trial subjects. Dermatol Surg. 2015;41(4):447-56.

44. Sito G, Consolini L, Trévidic P. Proposed guide to lip treatment in caucasian women using objective and measurable parameters. Aesthet Surg J. 2019;39(12):Np474-83.

45. Milutinovic J, Zelic K, Nedeljkovic N. Evaluation of facial beauty using anthropometric proportions. Sci World J. 2014;2014:428250.

46. Mantelakis A, Iosifidis M, Al-Bitar ZB, Antoniadis V, Wertheim D, Garagiola U et al. Proportions of the aesthetic African-Caribbean face: idealized ratios, comparison with the golden proportion and perceptions of attractiveness. Maxillofac Plast Reconstr Surg. 2018;40(1):20.

47. Ricketts RM. Divine proportion in facial esthetics. Clin Plast Surg. 1982;9(4):401-22.

48. Pancherz H, Knapp V, Erbe C, Heiss AM. Divine proportions in attractive and nonattractive faces. World J Orthod. 2010;11(1):27-36.

49. Kar M, Muluk NB, Bafaqeeh SA, Cingi C. Is it possible to define the ideal lips? Acta otorhinolaryngologica Italica: organo ufficiale della Societa italiana di otorinolaringologia e chirurgia cervico-facciale. 2018;38(1):67-72.

CAPÍTULO 3

TERÇO MÉDIO DA FACE

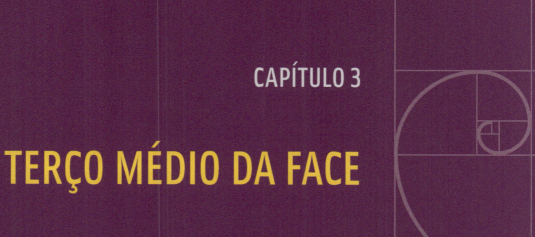

HITALO GLAUCO

INTRODUÇÃO

O terço médio da face é a porção que corresponde às estruturas localizadas entre a glabela e o ponto subnasal, fundamentais no embelezamento e no rejuvenescimento, especialmente da face feminina, pois o formato e a projeção da região malar são pilares da atratividade do rosto feminino jovem.

Neste capítulo, não serão abordados as pálpebras e os olhos, pois foram discutidos no capítulo 2 "Terço superior da face", por serem melhor avaliados dentro do contexto da região periorbital que envolve olhos, pálpebras e sobrancelhas.

O terço médio é a região mais importante para o suporte das estruturas faciais. Seu tratamento pode melhorar indiretamente a goteira lacrimal (*tear trough*), o sulco nasolabial, a comissura labial oral, a linha de marionete (sulco labiomentoniano) e o contorno da mandíbula, além de fornecer suporte para a sobrancelha. Portanto, a avaliação e o tratamento do terço médio com preenchedores devem ser o passo inicial quando o objetivo é rejuvenescimento, devolvendo, assim, o suporte aos ligamentos e compartimentos de gordura que se modificaram com o processo de envelhecimento. A partir daí, pode-se avaliar o tratamento dos sulcos e depressões resultantes do processo de envelhecimento. Para mais detalhes sobre a anatomia, a fisiopatologia, as alterações e o tratamento relacionados ao processo de envelhecimento consulte o capítulo 6 "Avaliação do envelhecimento facial".

Em uma visão oblíqua, o perfil da face média feminina exibe uma silhueta curvilínea, formada pela união de curvas convexas e côncavas, levando ao formato aproximado da letra S. Esse perfil curvilíneo, referido como curva de Ogee (Figura 1), começa a partir da plenitude convexa na sobrancelha lateral e segue inferiormente, curvando-se suavemente no canto lateral do olho de forma côncava; em seguida, continua na região malar, novamente de forma convexa, e se torna côncava formando a sombra submalar.[1,2] Um malar harmônico deve apresentar plenitude em toda sua extensão e ter uma transição suave e sem mudanças abruptas ou demarcações para a pálpebra inferior, o sulco nasolabial, o nariz e a região facial lateral.[3]

A proeminência da região malar, conhecida como maçã do rosto e representada por uma convexidade suave, é formada, principalmente, pelo osso zigomático subjacente. Com o tempo, os ligamentos de retenção facial tornam-se menos eficazes, permitindo a descida dos tecidos moles da região, que, associada à perda de volume secundária à atrofia dos compartimentos de gordura locais e à reabsorção óssea, resulta no achatamento do terço médio e na perda da curva de Ogee.[4-6] As alterações anatômicas resultantes do processo de envelhecimento revelam uma segmentação do terço médio, formando o sulco nasojugal, que continua com o sulco nasomalar, e formando também a goteira lacrimal (tear trough), que se continua com o sulco palpebromalar. Essa segmentação é característica de uma face envelhecida.[7] Para mais detalhes, consulte o capítulo 6 "Avaliação do envelhecimento facial".

Na avaliação da região zigomática, é indispensável considerar, dentre outras, as seguintes características: largura bizigomática (maior largura facial), simetria, convexidade, transição para outras unidades estéticas faciais e posição e projeção da eminência malar (ponto de luz).

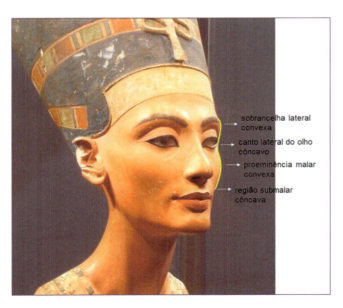

Figura 1. Curva de Ogee demonstrada no terço médio facial do Busto de Nefertiti, do Museu de Berlim.

(Fonte: modificada de Wikimedia Commons)

LARGURAS DA FACE (FIGURA 2)

A distância bizigomática deve ser a maior largura da face na visão frontal. A largura bizigomática e a sua relação com a altura facial, a largura bitemporal e a largura bigonial têm importante influência na determinação da forma facial. Para mais detalhes, consulte o capítulo 1 "Fundamentos da avaliação estética da face". Os valores absolutos dessas larguras não são tão importantes quanto suas larguras relativas, que correspondem essencialmente às larguras das faces superior, média e inferior. Uma desproporção facial pode ser identificada se qualquer uma dessas larguras for muito pequena ou muito grande em relação às outras.

Largura bitemporal (Ft-Ft)

Medida a partir do ponto mais lateral de cada lado da fronte, equivale, aproximadamente, a 80 a 85% da largura bizigomática.[8]

Largura bizigomática (Zy-Zy)

Medida entre as regiões mais laterais do tecido mole de cada arco zigomático na visão frontal, deve ser a maior largura da face. Corresponde a, aproximadamente, 70 a 75% da altura facial vertical (*trichion*-menton).[8]

De acordo com a proporção áurea, a distância do canto medial do olho até o limite lateral da região malar ipsilateral equivale a PHI (1,618) × DIC (distância intercantal).

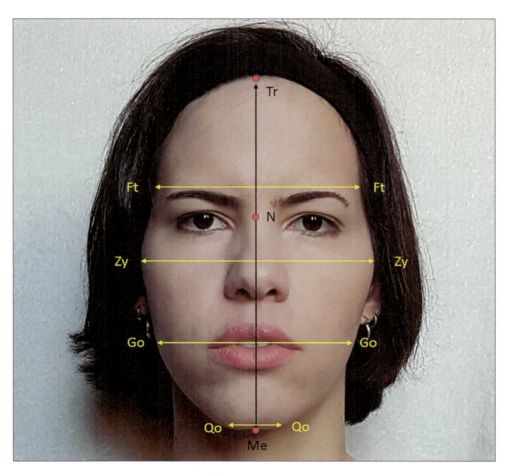

Figura 2. Larguras e altura da face. Tr: *trichion*; Ft: ponto frontotemporal lateral; Zy: *zygion*; Go: gônio; Qo: ponto lateral do queixo; Me: menton.

Esse parâmetro é importante, pois o preenchimento excessivo da região malar lateral pode deixar o rosto muito largo, como ocorre no rosto hiperpreenchido.[9]

Largura bigonial

Medida a partir do ponto lateral de cada ângulo mandibular (gônio), geralmente corresponde a 70 a 75% da largura bizigomática.[8]

Largura do queixo

Corresponde, idealmente, à DIC nas mulheres. Nos homens, o queixo é mais largo e mais definido, e sua largura corresponde à distância entre os limbos mediais da íris, ou entre os cantos dos lábios (se não houver modificações, como queda dos cantos da boca pelo processo de envelhecimento), ou entre os dentes caninos superiores.[10]

SIMETRIA DA REGIÃO MALAR

Para analisar a simetria da região malar, comparam-se os lados esquerdo e direito na visão frontal e também nas visões superior (com o paciente deitado, visualizar o paciente por trás) e inferior (com o paciente deitado, visualizar o paciente pela frente), para, assim, avaliar assimetrias, que, quando exageradas, geram desarmonia e desproporção.

CONVEXIDADE E TRANSIÇÃO PARA OUTRAS UNIDADES ESTÉTICAS FACIAIS

O formato convexo e a curva de Ogee são marcos da região malar feminina jovem. A transição dessa convexidade deve ser suave e uniforme para as outras unidades estéticas faciais, como a pálpebra inferior (transição palpebromalar), o nariz, o sulco nasolabial e a região lateral da face.

LOCALIZAÇÃO DA EMINÊNCIA MALAR (PONTO DE LUZ)

Várias técnicas diferentes foram descritas para localizar a área de projeção máxima da eminência malar, chamada de ponto de luz, que é particularmente importante no planejamento do uso de preenchedores ou implantes nessa região. Dentre as diferentes técnicas para localização do ponto de luz, podem-se citar as seguintes.

Método das linhas de Hinderer[11] (Figura 3A)

Uma linha é desenhada a partir do canto lateral do olho, em direção à comissura oral (linha amarela), e outra é desenhada da porção superior do trago à asa nasal ipsilateral (linha verde). Hinderer sugeriu que, quando indicado, o aumento malar deve ser realizado no quadrante superolateral do encontro das duas retas (região azul).

Método de Wilkinson[12] (Figura 3B)

Esse método sugere que a proeminência malar máxima está localizada no encontro entre o primeiro terço com os dois terços inferiores da linha vertical que vai do canto lateral do olho até a borda inferior da mandíbula ipsilateral. Ao avaliar o paciente com o rosto virado para cima, é possível ver se a região cantal lateral do olho está aproximadamente alinhada com o ponto de luz.

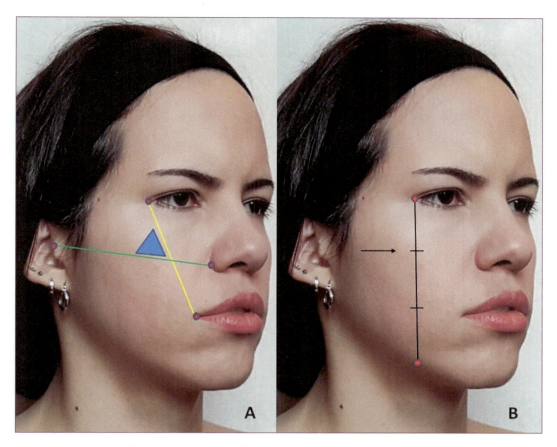

Figura 3. A. Método de Hinderer. **B.** Método de Wilkinson.

Método de Silver[13] ou triângulo da proeminência malar de Silver (Figura 4A)

Nesse método, uma linha vertical é desenhada cruzando o limbo lateral do olho, com o paciente olhando para a frente (linha branca). Uma linha horizontal é traçada a meio caminho entre a borda do vermelhão do lábio superior e o ponto subnasal (linha azul). Essas linhas encontram-se no ponto X. Uma linha é traçada do ponto X até o canto medial do olho (linha amarela). O ângulo formado entre a linha amarela e a linha vertical (linha branca) é refletido contralateralmente para formar uma nova linha (linha verde). Onde o plano de Frankfurt horizontal cruza essa linha, denominado ponto P, é a proeminência malar.

Esse método é trabalhoso, o que dificulta sua aplicação clínica.

Método de Powell (Figura 4B)

Powell et al.[14] tentaram determinar a proeminência malar usando reconstruções tridimensionais de tomografia computadorizada (TC). Uma linha é desenhada da asa nasal para o canto lateral do olho; outra linha, paralela a essa, origina-se na comissura oral ipsilateral. O ponto de luz (ponto P) fica no encontro dessa linha com o plano de Frankfurt (de acordo com o estudo de Powell, a linha horizontal que passa na metade da distância do násio à ponta nasal coincide com a localização do plano horizontal de Frankfurt).

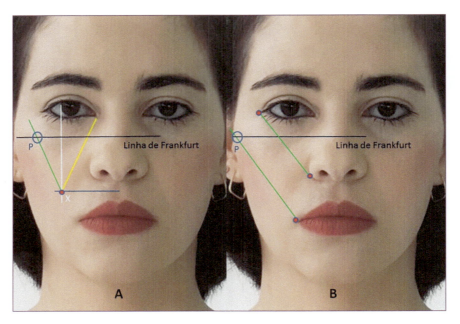

Figura 4. A. Método de Silver. **B.** Método de Powell.

Método de Prendergast e Schoenrock[15,16]

O método de Prendergast é baseado em fotografias. Realiza-se a avaliação da eminência malar olhando obliquamente para o rosto do paciente. É traçada uma linha do canto lateral do olho à comissura oral ipsilateral. No encontro entre o terço superior e os dois terços inferiores, a eminência malar localiza-se onde a linha perpendicular a essa reta encontra o ponto mais lateral do complexo malar nessa visão. A reprodutibilidade desse método é altamente questionável, pois Prendergast[15] não fornece as diretrizes para se obter as fotografias oblíquas utilizadas no método.

Método de Swift e Remington[9] (Figuras 5 e 6)

Segundo Swift e Remington,[9] a região malar deve formar uma convexidade harmônica, em formato de elipse, delimitada por um triângulo formado pelas três seguintes linhas: uma linha que passa da comissura labial (*cheilion* [Ch]) ao canto lateral do olho (Cl), uma linha da comissura labial (Ch) ao trago inferior (Ti) e uma linha horizontal passando no nível do limbo da pálpebra inferior.

A proeminência malar (ponto de luz) pode ser definida a partir da altura desse triângulo malar desenhado. Ela equivale à phi (0,618) da altura desse triângulo (altura × 0,618), medida a partir da base do triângulo, que coincide no ponto encontrado quando se divide a altura em duas porções proporcionais a 1 e 1,618 (ver Figura 4B do capítulo 1 "Fundamentos da avaliação estética da face").

Segundo Swift e Remington,[9] o ponto de luz também pode ser medido a partir da intersecção de uma linha que passa do sulco alar até o trago superior e de uma linha desenhada verticalmente a partir do ponto médio do rebordo ósseo lateral da órbita (**Figura 6A**).

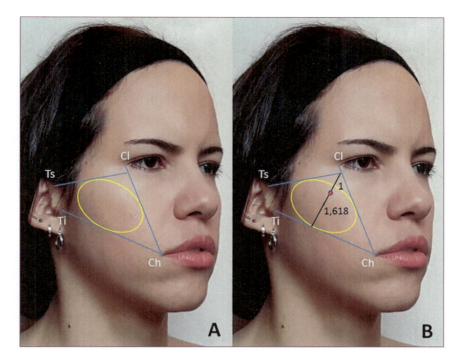

Figura 5. Método de Swift e Remington. **A.** Elipse da convexidade malar delimitada por um triângulo. Cl: canto lateral do olho; Ch: *cheilion*; Ti: trago inferior; Ts: trago superior. **B.** Eminência malar indicada pelo ponto vermelho, encontrado no ponto PHI da altura.

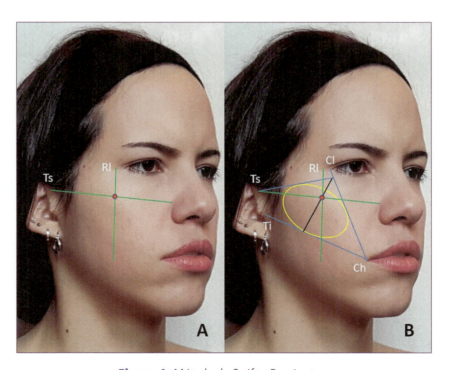

Figura 6. Método de Swift e Remington.
A. O ponto de luz também pode ser encontrado por meio da intersecção entre as duas retas indicadas. Rl: rebordo lateral; Ts: trago superior. **B.** Intersecção entre os dois métodos para encontrar o ponto de luz (proeminência malar). Cl: canto lateral do olho; Ch: *cheilion*.

Método de Linkov[17]

Linkov et al.[17] descreveram a largura que denominaram de WIZDOM, representada por uma linha entre os pontos de maior projeção da região malar (pontos zigomaxilares). Lateralmente a esses pontos, a sombra do arco zigomático torna-se aparente, na visão frontal da face. No seu estudo piloto, essa largura coincidiu com a distância entre as laterais das sobrancelhas; portanto, os pontos de maior projeção da região malar estariam na mesma vertical que a cauda das sobrancelhas.

Método do arco da beleza de Marianetti et al.[1] (Figura 7A)

Com o paciente posicionado em perfil, uma linha é desenhada do canto externo do olho (Cae) ao modíolo (Mo). Através do ponto médio dessa reta, passa-se uma reta perpendicular, denominada linha fulcra. Então, uma linha paralela à linha Cae-Mo, tangente ao trago é desenhada. O ponto onde essa linha tangente ao trago encontra a linha fulcra é utilizado para se desenhar uma circunferência com a ajuda de um compasso, passando pelo modíolo e formando o "arco da beleza", que representa a curva ideal do contorno malar.[1]

Em um estudo elaborado por Frey,[18] a projeção ideal da proeminência do zigomático em mulheres jovens foi encontrada a aproximadamente 2 mm além da linha da córnea do olho, colocando a face no plano de Frankfurt. Esse método foi reprodutível e efetivo para o diagnóstico de deficiência malar (Figura 7B). Em geral, nas mulheres jovens, corrige-se a região malar até ultrapassar levemente a linha da córnea; nos homens, corrige-se a região malar até que se alcance essa linha.

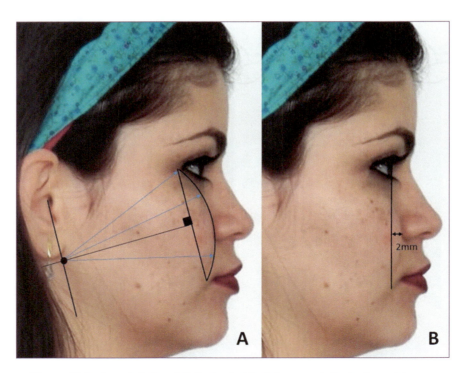

Figura 7. A. Arco da beleza.[1] **B.** Projeção ideal da proeminência zigomática em mulheres jovens: aproximadamente 2 mm além da linha da córnea.

Consideração geral da localização do ponto de luz

A fim de identificar os pontos positivos e negativos de diversos métodos, Nechala et al.[16] compararam os métodos de Silver,[13] Hinderer,[11] Wilkinson,[12] Powell et al.,[14] Prendergast e Schoenrock[15] e o método palpatório e chegaram à seguinte conclusão no que diz respeito aos pontos negativos: o método de Powell resulta em um ponto excessivamente lateral quando comparado aos outros; o método de Prendergast e Schoenrock é difícil de ser reproduzido, por não padronizar nem descrever a posição oblíqua que o paciente deve estar; o de Silver é muito complexo para ser utilizado na avaliação clínica cotidiana.

Os métodos de Wilkinson e Hinderer são simples, reproduzíveis e projetados para o uso clínico no consultório. Outras técnicas de avaliação da eminência malar que incluem a palpação também são fáceis de usar e de reproduzir e, por isso, são aplicáveis clinicamente.

Para avaliar minuciosamente a eminência malar, nenhuma técnica pode ser usada isoladamente, devendo-se associar algumas técnicas ao bom-senso crítico do avaliador, sempre levando em conta as considerações do paciente.[16]

O TERÇO MÉDIO NOS HOMENS (FIGURA 8)

O termo dimorfismo sexual refere-se à diferenciação fenotípica entre homens e mulheres. Existem diferenças significativas entre os gêneros na anatomia do esqueleto, na massa muscular esquelética, na espessura da pele e na distribuição de gordura, tornando a abordagem do paciente masculino diferente da feminina.

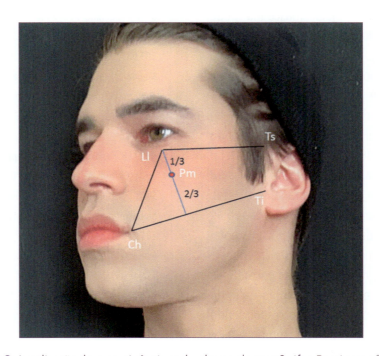

Figura 8. Localização da proeminência malar de acordo com Swift e Remington.[9] Ll: limbo lateral; Ch: *cheilion*; Ts: trago superior; Ti: base do trago inferior; Pm: proeminência malar.

Como já mencionado, no sexo feminino, o terço médio é mais proeminente e mais volumoso do que o terço inferior, proporcionando um formato mais triangular ao rosto. Já nos homens, o terço inferior tem largura próxima à do terço médio, conferindo um formato mais quadrangular. Deve-se ter bastante cuidado no tratamento do terço médio masculino, pois uma volumização muito lateral da região zigomática pode tornar a distância bizigomática grande, modificando o seu formato facial e, até mesmo, feminilizando a face masculina.

A região malar masculina tende a ser mais achatada e menos proeminente do que a feminina no plano anteroposterior.[19] Além disso, os homens possuem a porção medial do terço médio mais significativa e proeminência malar mais medial, de base a mais ampla e sutilmente definida.[20,21] A projeção da região malar masculina, desde a sua porção medial até a lateral, é mais uniforme do que no gênero feminino.[22]

Segundo Swift e Remington,[9] o ponto de luz da região malar masculina pode ser encontrado da seguinte maneira (ver **Figura 8**): a região malar masculina é delimitada por um triângulo cuja borda anteromedial é a linha de Hinderer, que é traçada a partir da comissura oral em direção ao limbo lateral da íris ipsilateral, parando na borda infraorbital. A borda inferolateral (base do triângulo) é traçada da comissura oral para a base do nó infratragal ipsilateral. A borda superior da convexidade da região malar é marcada por uma linha horizontal no nível do limbo da pálpebra inferior. O ápice da região malar masculina encontra-se a um terço da altura do triângulo definido anteriormente ou, então, correspondendo a um terço de uma linha do limbo lateral da íris até a base do triângulo, cruzando a última em ângulo reto.[9]

A eminência malar masculina também pode ser encontrada usando os métodos de Hinderer e Wilkinson (ver **Figura 2**).[16,20]

REFERÊNCIAS

1. Marianetti TM, Cozzolino S, Torroni A, Gasparini G, Pelo S. The "beauty arch": a new aesthetic analysis for malar augmentation planning. J Craniofac Surg. 2015;26(3):625-30.

2. Little JW. Volumetric perceptions in midfacial aging with altered priorities for rejuvenation. Plast Reconstr Surg. 2000;105(1):252-66; discussion 86-9.

3. Mendelson BC, Jacobson SR. Surgical anatomy of the midcheek: facial layers, spaces, and the midcheek segments. Clin Plast Surg. 2008;35(3):395-404; discussion 393.

4. Beer K, Beer J. Overview of facial aging. Facial Plast Surg. 2009;25(5):281-4.

5. Gierloff M, Stöhring C, Buder T, Gassling V, Açil Y, Wiltfang J. Aging changes of the midfacial fat compartments: a computed tomographic study. Plast Reconstr Surg. 2012;129(1):263-73.

6. Rossell-Perry P, Paredes-Leandro P. Anatomic study of the retaining ligaments of the face and applications for facial rejuvenation. Aesth Plast Surg. 2013;37(3):504-12.

7. Mendelson BC, Muzaffar AR, Adams Jr. WP. Surgical anatomy of the midcheek and malar mounds. Plast Reconstr Surg. 2002;110(3):885-96; discussion 897-911.

8. Naini FB. Facial aesthetics: concepts and clinical diagnosis. Oxford: Wiley-Blackwell; 2011. p.127-49.

9. Swift A, Remington K. BeautiPHIcation™: a global approach to facial beauty. Clin Plast Surg. 2011;38(3):347-77.

10. Avelar LET, Cardoso MA, Bordoni LS, Avelar LM, Avelar JVM. Aging and sexual differences of the human skull. Plast Reconstr Surg Glob Open. 2017;5(4):e1297.

11. Hinderer UT. Malar implants for improvement of the facial appearance. Plast Reconstr Surg. 1975;56(2):157-65.

12. Wilkinson TS. Complications in aesthetic malar augmentation. Plast Reconstr Surg. 1983;71(5):643-9.

13. Silver WE. The use of alloplast material in contouring the face. Facial Plast Surg. 1986;3(02):81-98.

14. Powell NB, Riley RW, Laub DR. A new approach to evaluation and surgery of the malar complex. Ann Plast Surg. 1988;20(3):206-14.

15. Prendergast M, Schoenrock LD. Malar augmentation. Patient classification and placement. Arch Otolaryngol Head Neck Surg. 1989;115(8):964-9.

16. Nechala P, Mahoney J, Farkas LG. Comparison of techniques used to locate the malar eminence. Can J Plast Surg. 2000;8(1):21-4.

17. Linkov G, Mally P, Czyz CN, Wulc AE. Quantification of the aesthetically desirable female midface position. Aesthet Surg J. 2018;38(3):231-40.

18. Frey ST. New diagnostic tenet of the esthetic midface for clinical assessment of anterior malar projection. Angle Orthod. 2013;83(5):790-4.

19. Keaney T. Male aesthetics. Skin Therapy Lett. 2015;20(2):5-7.

20. Wieczorek IT, Hibler BP, Rossi AM. Injectable cosmetic procedures for the male patient. J Drugs Dermatol. 2015;14(9):1043-51.

21. Rossi AM, Fitzgerald R, Humphrey S. Facial soft tissue augmentation in males: an anatomical and practical approach. Dermatol Surg. 2017;43(Suppl 2):s131-9.

22. Kane MA. Treatment of tear trough deformity and lower lid bowing with injectable hyaluronic acid. Aesthetic Plast Surg. 2005;29(5):363-7.

CAPÍTULO 4

NARIZ

HITALO GLAUCO

INTRODUÇÃO

Das cinco proeminências que formam o contorno facial – fronte, glabela, cristas supraorbitárias, nariz, lábios e queixo –, o nariz é o mais central e proeminente, destacando-se no perfil facial. Apesar disso, ele não deve ser a estrutura que chama mais a atenção nem na visão frontal, nem no perfil.

A percepção da atratividade nasal depende, em grande parte, da sua relação com as demais estruturas faciais, devendo existir equilíbrio e harmonia em relação à altura, à largura e à projeção, o que torna necessária a análise facial holística antes de qualquer avaliação focada nas subunidades nasais.

Relação do nariz com o terço superior

Uma fronte inclinada posteriormente tende a exagerar a percepção do comprimento e da projeção nasal. De modo contrário, uma fronte plana ou saliente reduz a percepção da projeção nasal. A projeção excessiva da glabela também pode fazer a raiz nasal parecer aprofundada, deixando o ângulo nasofrontal agudo e o nariz com uma aparência de excesso de projeção.[1,2]

Relação do nariz com o terço médio

Um malar pouco projetado pode resultar em uma percepção de projeção nasal excessiva.[2]

Relação do nariz com o terço inferior

Um lábio superior pouco projetado e/ou um queixo pouco projetado podem resultar em uma aparência de projeção nasal excessiva. Vários métodos podem ser utilizados no exame da relação entre nariz, queixo e lábios (ver capítulo 5 "Terço inferior da face"). A relação proporcional do nariz com o queixo é de vital importância na atração do perfil facial, assim como o contorno bem definido da região mentocervical melhora a forma de se perceber os perfis nasal e facial.[1,2]

Para classificar um nariz como curto ou longo, estreito ou largo, devem ser respeitadas as características étnicas e de gênero, pois, em geral, a morfologia nasal se correlaciona bem com essas características, embora as dimensões faciais ideais sejam específicas para cada indivíduo.

A atenção às proporções faciais pode complementar a avaliação facial para a realização de rinoplastia ou de rinomodelação com preenchedores, mas, nesse último caso, é necessário ter bastante cautela, pois devem ser aplicadas pequenas quantidades de ácido hialurônico na região, de forma segura e no plano correto, nem sempre se alcançando os parâmetros ideais, dada a complexidade anatômica do nariz.

VISÃO FRONTAL DO NARIZ (FIGURA 1)

Na vista frontal do nariz, devem ser avaliados: a espessura da pele e a largura, a simetria, a forma e o posicionamento dos seguintes elementos: násio, dorso, ponta, columela e asas nasais. Além disso, a linha estética sobrancelha-ponta nasal (ver adiante) deve ser examinada quanto à regularidade e à simetria (**Figura 1**).

A avaliação da espessura e da textura da pele do nariz é um passo importante da avaliação estética. Uma pele excessivamente grossa dificulta a definição e o refinamento tanto na rinoplastia cirúrgica quanto na rinomodelação com ácido hialurônico.

Simetria

Utiliza-se uma linha sagital que deve percorrer: glabela, dorso nasal, ponta nasal, columela, ponto subnasal e arco do cupido. No caso de um nariz desviado, dorso irregular ou abaulamento dorsal, essa linha torna-se "descontínua", denunciando irregularidades e assimetrias.

Quanto à simetria alar, qualquer assimetria entre as alas nasais direita e esquerda deve ser observada, incluindo altura, largura, forma e posição.

Linha estética sobrancelha-ponta nasal

Essa linha marca, de cada lado, a transição da sobrancelha medial na borda supraorbital para o *radix* e ao longo do dorso nasal, de forma suave e sem defeitos de contorno pela extensão do dorso, para alcançar os pontos de definição da ponta nasal.[3,4] Essas duas linhas são ligeiramente curvas e relativamente mais estreitas nas mulheres. Nos homens, o dorso nasal é mais largo, e as linhas estéticas sobrancelha-ponta nasal tendem a ser mais retificadas no dorso nasal.[5]

Larguras

Na visão frontal, a largura entre os pontos de encontro das paredes ósseas laterais do dorso nasal com a região malar deve corresponder a 75 a 80% da distância intercantal (DIC) dos olhos.[6]

A largura da base nasal deve ser aproximada ou igual à DIC, que é equivalente à largura dos olhos, de acordo com a "regra dos quintos", em que o rosto é dividido por linhas verticais equidistantes com a largura equivalente à DIC dos olhos (ver capítulo 1 "Fundamentos da avaliação estética da face").

Guyuron[7] sugeriu que a largura ideal da base nasal pode ser 1 a 2 mm maior que a DIC e, também, que a largura dos olhos deve ser usada como parâmetro para a base nasal quando ela for maior que a DIC.

A largura da base nasal pode ser estreitada por meio de cirurgia ou, em pequeno grau, por meio de preenchimento na região da fossa canina.[8]

Ponta nasal

A ponta nasal é uma estrutura tridimensional complexa e deve ser analisada principalmente na visão frontal e de perfil. A visão oblíqua é complementar.

Na ponta nasal, são distinguidos quatro pontos, que formam dois triângulos isósceles (ver **Figura 1**):[9]

- dois pontos de reflexo de luz: pontos domais esquerdo e direito (De e Dd);
- ponto supratip (diferenciação da ponta nasal);
- ponto infratip (junção lobular-columelar).

A largura da ponta nasal é medida entre os pontos domais esquerdo e direito (De e Dd). Para abordar uma ponta nasal desproporcionalmente larga, além de procedimentos cirúrgicos, pode ser utilizado, em alguns casos, preenchimento com ácido hialurônico, que, quando aplicado na linha média da ponta nasal, permite uma impressão de estreitamento.[10]

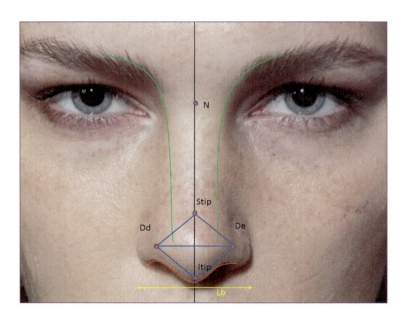

Figura 1. Análise do nariz na visão frontal. Linha preta: análise da simetria; linhas verdes: linha sobrancelha-ponta nasal direita e esquerda; N: násio; Stip: ponto supratip; Dd: domal direito; De: domal esquerdo; Itip: ponto infratip; linha laranja: relação columela–asa nasal ("gaivota em voo"); dupla seta amarela: largura da base nasal; triângulos azuis: triângulos isósceles formados pelos pontos em destaque.

(Fonte: modificada de Pickpik.com)

Na **Figura 1**, é possível observar que a columela está localizada justainferiormente às bordas alares, formando, na visão frontal, uma aparência de "gaivota em voo", em que a columela forma o corpo da gaivota e as alas, as asas.[11] Podem ocorrer exposição excessiva da columela na visão frontal, indicando uma protrusão inferior da columela, como na columela pendente, ou falta de exposição, indicando uma columela retraída.[1]

Na visão frontal, com o paciente posicionado no plano de Frankfurt, o plano que passa pelos vértices superiores das narinas idealmente também passa pelo ponto infratip nasal.[12]

Índice nasal

O índice nasal reflete a relação entre a largura e a altura do nariz na visão frontal e pode ser calculado pela seguinte fórmula: índice nasal = largura interalar nasal (largura da base nasal) × 100 ÷ altura nasal (distância do násio [Na] ao *subnasale* [Sn]).[13]

De acordo com a fórmula, um nariz largo em relação à sua altura tem um índice nasal alto, e um nariz estreito tem um índice baixo.

De acordo com o índice nasal, os narizes podem ser classificados em:[13]

- leptorrino: < 70 → nariz alto e estreito. Encontrado mais frequentemente em indivíduos de pele branca;
- mesorrino: 70 a 84,9 → intermediário;
- platirrino: > 85,4 → nariz curto e largo. Encontrado mais frequentemente em indivíduos de pele negra.

Vários estudos indicaram diferenças raciais e étnicas no índice nasal entre diferentes populações.[13,14] Swift e Remington[15,16] descreveram algumas relações existentes entre as porções nasais e a DIC, segundo a proporção áurea (**Figura 2**):

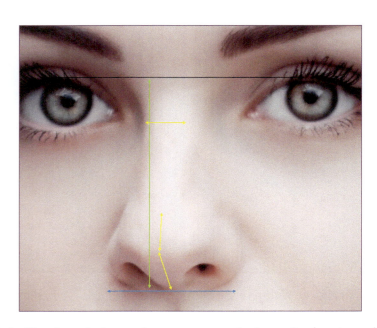

Figura 2. Análise do nariz de acordo com a proporção áurea. Dupla seta verde: altura nasal = 1,618 × DIC; duplas setas amarelas: largura do dorso nasal, altura da ponta nasal e projeção do subnasal à ponta nasal = 0,618 × DIC; dupla seta azul: largura nasal = DIC.

(Fonte: modificada de https://unsplash.com/photos/BGz8vO3pK8k).

- a altura nasal medida a partir da raiz nasal (no nível da linha dos cílios superiores) até o ponto subnasal equivale, aproximadamente, a PHI (1,618) × DIC;
- a largura do dorso nasal equivale, aproximadamente, a phi (0,618) × DIC;
- a projeção nasal ideal medida do ponto subnasal à ponta nasal equivale, aproximadamente, a phi (0,618) × DIC;
- a altura da ponta nasal na visão frontal mede, aproximadamente, phi (0,618) × DIC.

Segundo Powell e Humphreys,[17] a razão distância alar/comprimento do nariz caucasiano considerada ideal é de 0,7. Essa razão é calculada pela divisão da distância alar (largura da base nasal) pelo comprimento do nariz (distância do násio [Na] à ponta nasal [Pn]).

AVALIAÇÃO DO PERFIL NASAL

Na visão de perfil, são avaliados, entre outros elementos: *radix* (raiz nasal), ângulo nasofrontal, formato do dorso nasal (convexidade, concavidade ou abaulamento), presença do ponto supratip *break* (ponto referente à pausa logo acima da ponta nasal), projeção da ponta nasal, ângulo columelar-lobular e ângulos nasolabial e nasomental.

A altura nasal é a distância vertical entre o násio (Na) e o subnasal (Sn). O comprimento nasal é a distância entre o násio (Na) e a ponta nasal (*pronasale*, Pn). A projeção nasal, de uma forma geral, é medida pela distância horizontal entre o plano vertical do sulco alar e o do *pronasale* (Figura 3).

A avaliação do perfil nasal inicia-se de forma crânio-caudal, abordando, inicialmente, o *radix* e o násio.

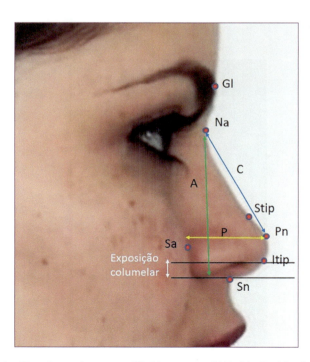

Figura 3. Análise do nariz em perfil. Altura nasal (A): Na-Sn (dupla seta verde); comprimento nasal (C): Na-Pn (dupla seta azul); projeção (P): Sa-Pn (dupla seta amarela). Exposição columelar: desde a porção superior da narina ao ponto Sn. Gl: glabela; N: násio; Sa: sulco alar; Stip: supratip; Pn: ponta nasal; Itip: infratip; Sn: subnasal.

Perfil do *radix* nasal

O násio (Na) corresponde a um ponto anatômico específico; é o ponto mais profundo na concavidade do *radix* (raiz nasal). O *radix* refere-se à área centrada no násio, que, ao ser observardo de perfil, se estende inferiormente para a altura do canto lateral do olho e superiormente para uma distância comparável (**Figura 4**).[18] Além disso, o násio está localizado na linha média e ligeiramente inferior à linha da sutura nasofrontal óssea, portanto, o násio, na verdade, é uma depressão no osso nasal.[19]

Ao avaliar a raiz nasal, deve-se levar em conta o ângulo nasofrontal e o nível (posição vertical) e a projeção (posição horizontal) do násio.

Com o paciente posicionado na linha de Frankfurt e olhando para a frente, a altura ideal do násio encontra-se, geralmente, definida entre a prega palpebral superior e a altura mediopupilar. Quando a posição do násio se aproxima do nível da prega palpebral, ele tende a masculinizar o perfil; já ao se aproximar da altura da linha mediopupilar, ele o feminiliza.[20] Guyuron[7] prefere a localização do nível do násio na borda inferior da pálpebra superior (nível dos cílios), com o paciente olhando para a frente. Sheen[9] sugere que um nível mais baixo do násio, na linha mediopupilar, pode ser aceitável em certos casos, pois fornece uma "suavização" do perfil.

No estudo de Mowlavi et al.,[21] as alturas preferidas para o posicionamento do násio nas mulheres se encontravam no nível da borda ciliar palpebral superior ou no nível mediopupilar; por outro lado, quando localizado no plano da prega palpebral superior ou do limbo inferior da íris, foi considerado pouco atraente. Nos homens, foi preferido o násio no nível da prega palpebral superior, da borda ciliar superior e do plano mediopupilar, sendo pouco aprovado quando localizado no plano do limbo inferior da íris.

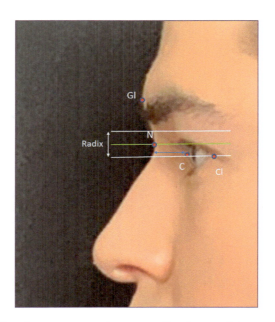

Figura 4. O *radix* refere-se a uma área centralizada no násio, estendendo-se inferiormente ao nível do canto lateral do olho e superiormente por uma distância comparável (dupla seta branca). Dupla seta azul: projeção do násio em relação à córnea; Gl: glabela; N: násio; C: córnea; Cl: canto lateral.

Projeção do násio

Na visão de perfil, a projeção do násio pode ser mais comumente determinada em relação aos planos tangentes à córnea ou à glabela. A glabela pode ser definida como o ponto médio mais proeminente do perfil na região próxima às sobrancelhas (ver **Figura 4**).

Mowlavi et al.,[21] ao avaliar a projeção do násio em relação ao plano da córnea, encontraram que os valores mais bem avaliados, tanto no sexo feminino quanto no masculino, em ordem decrescente de atratividade, foram: 10 mm > 13 mm > 7 mm, com diferença estatística significante para todas as comparações).

Outra referência utilizando a córnea como parâmetro encontrou uma variação na projeção do násio de 9 a 14 mm, com uma média de 11 mm.[22]

Byrd e Hobar[22] sugeriram determinar o comprimento nasal ideal (násio à ponta nasal) e multiplicá-lo por 0,28 para calcular a projeção "ideal" do násio em relação ao plano anterior da córnea (método descrito mais adiante neste capítulo).

Guyuron, com base em seu estudo, prefere a posição horizontal do násio de 4 a 6 mm atrás da linha glabelar.[7]

De acordo com a proporção áurea, a projeção do násio em relação ao canto medial do olho é phi (0,6818) × distância intercantal (DIC).[15]

O comprimento e a percepção da projeção e da largura nasal são influenciados pela posição do *radix*. Se o *radix* estiver posicionado mais anteriormente e superiormente do que o normal, o nariz parecerá alongado e a projeção da ponta parecerá diminuída. Por outro lado, se o *radix* for muito posterior e/ou inferiormente posicionado, o nariz parecerá mais curto, com a ponta mais projetada e a base mais alargada. Isso tem implicação no tratamento de defeitos no dorso nasal.[21,23]

Sheen e Sheen[20] há muito tempo reconheceram que, na avaliação da projeção nasal, o *radix* não deve ser considerado uma unidade separada, mas, sim, avaliado junto com outras estruturas nasais. Mais recentemente, Byrd e Hobar[22] e McKinney e Sweis[24] também discutiram a importância da altura do *radix* na percepção nasal.

Ângulos na avaliação estética do perfil nasal (Figura 5)

Ângulo nasofrontal (NF) (Figura 5A)

A forma do *radix* é determinada pelos componentes do ângulo nasofrontal. Esse ângulo é criado pela intersecção de uma linha que passa pelo násio e é tangente à glabela (Gl) e de uma linha que também passa pelo násio e é tangente ao dorso nasal (ou tangente à ponta nasal, quando há convexidade no dorso nasal).[21] Variações na área da glabela e do dorso nasal levam a alterações nesse ângulo.

Os valores "ideais" para o ângulo nasofrontal foram descritos por alguns autores, apresentados a seguir.

Powell e Humphreys[17] descreveram uma faixa ideal de 115 a 130°, com um valor médio de 115° nos homens e 120° nas mulheres. O ângulo nasofrontal nas mulheres é mais oblíquo, em razão da glabela ser menos proeminente.

Orten e Hilger[25] e Papel e Capone[26] corroboraram os valores fornecidos por Powell e Humphreys.

Sheen[9] e Rees[27] enfatizaram a importância do ângulo nasofrontal na estética do contorno facial do perfil.

Naini et al.[28] analisaram a influência do ângulo nasofrontal na atratividade facial masculina, chegando à conclusão que o ângulo nasofrontal ideal nos homens seria de 130°, podendo variar de 127° a 142°.

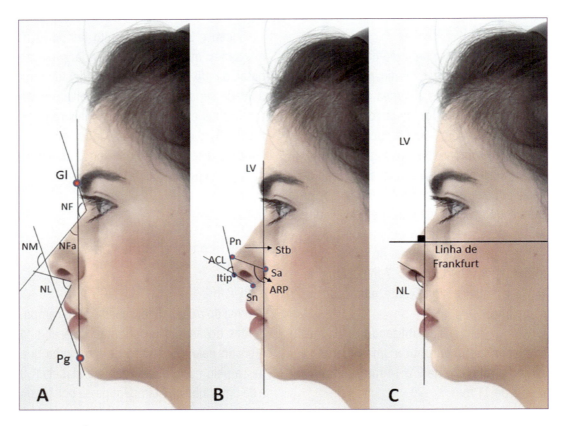

Figura 5. Ângulos da avaliação estética nasal. **A.** Gl: glabela; NF: nasofrontal; NFa: nasofacial; NM: nasomental; NL: nasolabial; Pg: pogônio. **B.** LV: linha vertical; STB: ponto supratip *break*; Pn: *pronasale*; Sa: sulco alar; ARP: ângulo de rotação da ponta nasal; Itip: ponto infratip; Sn: *subnasale*; ACL: ângulo columelalobular. **C.** Ângulo nasolabial narina-vertical.

Estudos antropométricos de Farkas[29,30] e Farkas et al.[31], contemplando variabilidade étnica, estipulam os seguintes valores médios do ângulo nasofrontal: em adultos caucasianos norte-americanos, 130 ± 7° para homens e 134 ± 7° para mulheres; em uma população chinesa, 135 ± 7° para homens e 135 ± 4° para mulheres; em uma população afro-americana, 127 ± 12° para homens e 128 ± 8° para mulheres.

Ângulo nasolabial (NL) (Figuras 5A e 5C)

É a maneira mais comum de descrever a rotação da ponta nasal. Formas diferentes para a medição do ângulo nasolabial foram descritas por diversos autores. A mais comum e conhecida é por meio da relação columela-lábio (CL), ou seja, entre a columela nasal e o lábio superior, em que o ângulo NL é medido a partir de duas linhas: uma que parte do ponto subnasal e continua tangente ao ponto mais anterior da columela nasal e outra que vai do ponto subnasal à borda mucocutânea do lábio superior.[32]

O ângulo nasolabial columela-lábio (ANL-CL) idealmente deve ficar entre 90 e 100° no homem e 95 e 110° na mulher, e deve-se ter de 2 a 4 mm da columela aparente na visão em perfil.[16,33,34]

Em situações de desproporção da columela ou do lábio superior, tanto nas suas partes moles quanto nas estruturas de suporte, haverá um impacto acentuado na medição do ângulo nasolabial, impedindo que o método ANL-CL reflita, de forma acurada, a rotação verdadeira da ponta nasal. São exemplos dessas situações: má oclusão dentária de classe II, prognatismo da maxila, inclinação dos incisivos superiores, lábio superior retraído, espinha nasal proeminente, septo nasal deficiente, columela pendente, dentre outras.[32,33,35]

Segundo Naini et al.,[28] para avaliar melhor a inclinação da columela nasal, o ângulo nasolabial pode ser separado em componentes superior e inferior usando uma linha horizontal que passa pelo subnasal. Isso permite que os dois ângulos formados sejam avaliados separadamente, já que variam independentemente. Os valores "ideais" são:[28] para o componente superior, de 10° a 15° nos homens e de 15° a 20° nas mulheres; para o componente inferior, em média 85°.[28,36]

De acordo com Leach[35] e Fomon,[37] para a representação da rotação nasal em situações de desproporção da columela ou do lábio superior, como na columela pendente ou no caso de um lábio superior retraído, há uma medida mais precisa: uma linha perpendicular ao plano horizontal de Frankfurt (linha vertical verdadeira) e uma linha tangente ao eixo da narina, constituindo o ângulo nasolabial narina-vertical (ANL-NV).[33] Apesar de ser menos sujeita a erros por desproporções, em alguns indivíduos a trajetória da narina se encontra fora do eixo da ponta nasal (**Figura 5C**).

Armijo et al.,[33] utilizando o método de medição narina-vertical, estimou o ângulo nasolabial "ideal": para homens, de 93,4° a 98,5°; para mulheres, de 95,5° a 100,1°.

A relação entre a ponta nasal e o lábio superior durante o sorriso também deve ser avaliada, particularmente a função do músculo depressor do septo nasal.

O músculo depressor do septo nasal puxa a ponta nasal caudalmente, ao mesmo tempo que o músculo levantador do lábio superior e da asa do nariz puxa a base alar e o lábio superior para cima quando sorrimos.

Nas pessoas cuja ponta nasal se move ativamente e rotaciona para baixo ao mover o lábio superior para baixo, sorrir ou falar, a aplicação de injeções de toxina botulínica tipo A no depressor do septo nasal fornece um meio não invasivo de elevar e projetar a ponta nasal.

Para melhorar a queda da ponta nasal, além da rinoplastia, também pode-se realizar rinomodelação com ácido hialurônico, com deposição de pequenas quantidades de material em locais que vão dar suporte estrutural, como na fossa canina e na espinha nasal anterior, e com injeções superiormente ao ponto *pronasale*, definindo uma nova ponta nasal e promovendo uma percepção de encurtamento nasal e de rotação superior da ponta nasal.[38]

Ângulo de rotação da ponta nasal (ARP) (Figura 5B)

Outra forma de avaliar a rotação da ponta nasal é medindo a angulação formada entre uma linha que parte do sulco alar até a ponta nasal e uma linha vertical perpendicular ao plano de Frankfurt (linha vertical verdadeira). Seu valor médio é de 105° para mulheres e 100° para homens.[39]

Ângulo nasofacial (NFa) (Figura 5A)

É o ângulo interno formado pela intersecção do plano facial (reta da glabela ao pogônio) e o plano dorsal nasal (reta do násio ao *pronasale*). Caso exista uma protuberância nasal dorsal, ela é cortada pelo plano dorsal, que deve se estender até a ponta nasal. Idealmente, mede entre 30° e 40°. Os valores maiores são mais adequados para homens, enquanto os inferiores, mais adequados para as mulheres.[1,17]

Papel e Capone[26] corroboraram os valores fornecidos por Powell e Humphreys[17]. Lehocky[40] considerou ideais os valores de 36° em homens e 34° em mulheres, com base em evidências anedóticas.

Ângulo nasomental (NM) (Figura 5A)

É o ângulo formado pela reta traçada do násio ao *pronasale* e uma reta traçada do *pronasale* ao pogônio (linha nasomental). Idealmente, está entre 120 e 132°.[41]

A linha nasomental é facilmente modificada pela posição do queixo e também permite, através da linha de Rickets, a avaliação da projeção dos lábios (ver capítulo 5 "Terço inferior da face").

Farkas[30,31] mediu a "inclinação da ponte nasal" em relação à vertical, que, diferentemente do ângulo nasofacial, utiliza a linha vertical perpendicular ao plano de Frankfurt, em vez da linha que parte da glabela ao pogônio. Valores médios, baseados em estudos antropométricos de adultos norte-americanos caucasianos, são 31,6 ± 4,6° nos homens e 30 ± 5,3° nas mulheres.

Ângulo columelalobular (ACL) (Figura 5B)

É o ângulo formado pela reta que passa pelos pontos *subnasale* (Sn) e infratip (Itip) e pela reta formada pelos pontos Itip e *pronasale* (Pn). O ângulo columelalobular ideal é de 30 a 45° nas mulheres (ver **Figura 5B**).[42] Não há dados na literatura para o ângulo ideal nos homens.

Dorso nasal

A linha dorsal nasal é desenhada a partir do násio até a ponta nasal (*pronasale* [Pn]). No sexo feminino, o dorso nasal ideal é sutilmente côncavo, ficando de 1 a 2 mm abaixo dessa linha. Nos homens, o dorso nasal está aproximadamente na linha dorsal ou até 1 mm atrás.[5,43]

Perfil da ponta nasal e projeção nasal

O perfil da ponta nasal requer uma análise bidimensional com foco nos pontos: supratip *break*, ponta nasal, ponto infratip e columela (ver **Figura 5**).

A pausa logo cefalicamente à ponta nasal, o ponto supratip *break* (STB), representa a região onde a ponta nasal encontra o dorso nasal; é uma ligeira depressão existente no nariz estético que ajuda a distinguir o dorso da ponta nasal.[43] Idealmente, o ponto STB deve ser pouco pronunciado,[44] sendo que um STB mais pronunciado é mais aceitável em mulheres do que em homens.[5,45] A presença do STB pode ser usada para dar ao nariz uma aparência mais feminina.[46] O STB é considerado mais um marco estético do que um verdadeiro marco anatômico.

O ponto infratip *break* (ITB) é a área do nariz delimitada pelos pontos que definem a ponta cranialmente e a columela caudalmente, ou seja, define a transição entre a ponta nasal e a columela.[12]

A projeção nasal descreve a proporção do distanciamento da ponta nasal ao restante da face e é medida, de forma geral, pela distância do sulco da asa nasal à ponta nasal. Uma projeção excessiva da ponta nasal pode dar ao rosto uma aparência desarmônica.[1]

A análise da projeção nasal deve ser realizada após uma avaliação abrangente da face. Alguns desvios nas proporções faciais podem produzir, erroneamente, a ilusão de superprojeção nasal. A diminuição da projeção nasal nesses pacientes pode levar a uma piora no equilíbrio entre nariz e face, ressaltando-se, assim, a importância de uma análise holística antes de uma avaliação localizada.[20,47]

Vários métodos foram descritos para avaliar a projeção nasal, cada um com suas limitações; por isso, é importante que sejam utilizados conjuntamente a fim de se obter um melhor julgamento clínico.

MÉTODOS DE ANÁLISE DA PROJEÇÃO NASAL

Crumley e Lanser (Figura 6A)

Propuseram avaliar a projeção da ponta nasal desenhando uma reta do násio (Na) à borda do vermelhão do lábio superior (Ls) e outra reta perpendicular à essa partindo em direção ao *pronasale* (Pn). A razão ideal da reta menor sobre a maior é de 0,2833.[48]

Baum *ratio* modificado por Powell e Humphreys (Figura 6B)

Powell e Humphreys modificaram o método de Baum e propuseram uma relação obtida dividindo-se o comprimento de uma linha vertical que une o násio (Na) ao *subnasale* (Sn) pelo comprimento de uma linha horizontal perpendicular que parte dessa reta até o *pronasale* (Pn). A proporção ideal descrita por Powell e Humphreys é de 2,8:1.[17,49]

Método de Goode (Figura 6C)

Uma linha vertical é desenhada do násio (Na) ao sulco alar (Sa); em seguida, uma linha horizontal perpendicular à linha anterior é desenhada até o *pronasale* (Pn). A conexão entre essas duas linhas é chamada de ponto alar. A razão é obtida pela divisão da distância do ponto alar ao *pronasale* pela distância do násio ao *pronasale*. É postulado que a razão de Goode varie entre 0,55 e 0,6. Crumley e Lanser, ao analisar diversos

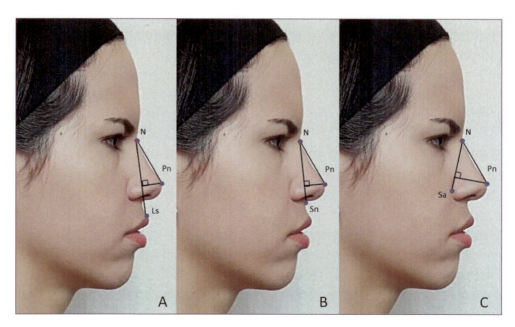

Figura 6. **A.** Método de Crumley e Lancer. **B.** Método de Baum ratio modificado por Powell e Humphreys. **C.** Método de Goode. N: násio; Pn: *pronasale*; Ls: transição entre pele e mucosa lábio superior; Sn: subnasal; Sa: sulco alar.

métodos de avaliação da projeção nasal, encontraram que a proporção ideal média para o método de Goode é de 0,6, variando de 0,55 a 0,63.[17,48]

Método de Simons

Segundo Simons, a razão entre o comprimento do lábio superior (distância do subnasal à borda do vermelhão do lábio superior) e o comprimento da base nasal em perfil (distância do subnasal até a ponta nasal) deve ser de 1:1. Incorporar o comprimento do lábio superior é um elemento importante na distinção desse método em relação aos outros. Embora esse método de avaliação seja simples e prático, existe uma variabilidade enorme no comprimento do lábio superior, tornando-o pouco confiável.[50] Crumley e Lanser, ao analisar diversos métodos de avaliação da projeção nasal, demonstraram que o método de Simons era o que tinha a menor correlação com a atratividade da projeção nasal.[48]

Ao avaliar e diagnosticar a projeção nasal, é frequentemente recomendado usar uma combinação desses métodos mencionados.

Método de avaliação de Byrd e Hobar (Figura 7)[22,23,51,52]

Byrd e Hobar[22] desenvolveram esse sistema para ajudar na avaliação dos pacientes que se submetem à rinoplastia. O diferencial dessa abordagem é que as dimensões nasais planejadas são baseadas em medidas faciais que permitem que o nariz varie de tamanho proporcionalmente em relação à face. O passo-chave nesse método é estabelecer o comprimento nasal ideal para o indivíduo, que serve como base para os cálculos da projeção da raiz e da ponta nasal.

Conceitos importantes

- Raiz nasal (R): Byrd e Hobar[22] consideraram a raiz nasal um ponto ao longo da linha média, no mesmo nível da prega palpebral superior. Caso essa prega esteja ausente, assimétrica ou difícil de identificar, utiliza-se, como referência para localizar a raiz nasal, um plano 6 mm acima do canto interno do olho.
- Plano basal alar (PBA): passa transversalmente pelas bases alares e é utilizado para dividir a face média da face inferior. Segundo os autores, o PBA é menos variável que o ponto *subnasale*.
- A junção bochecha-alar (JBA): ponto que representa a junção das alas nasais com a bochecha.

O comprimento nasal ideal (R-Pni) pode ser diferente do comprimento nasal real (R-Pn) e é definido por medições obtidas da altura da face inferior ou da face média.

Após excluir a presença de má oclusão dentária (ver capítulo 5 "Terço inferior da face"), a sequência de análise recomendada é a seguinte (acompanhe na **Figura 7**):

1. Determine a altura vertical da face média (AFM) e da face inferior (AFI). A AFM deve ser igual ou ligeiramente menor (até 3 mm) que a AFI. Caso contrário, deve-se procurar as causas da desproporção entre as porções média (MFH) e inferior da face (LFH). MFH = LFH (3 mm).
2. Selecione a altura facial média ou inferior como padrão para determinar o comprimento nasal ideal (R-Pni). R-Pni = Sto-Me ou R-Pni = 0,67 × AFM. Quando a face média e a inferior são aproximadamente iguais, o comprimento nasal deve ser planejado com base na altura da face inferior (R-Pni = Sto-Me). Nos casos de

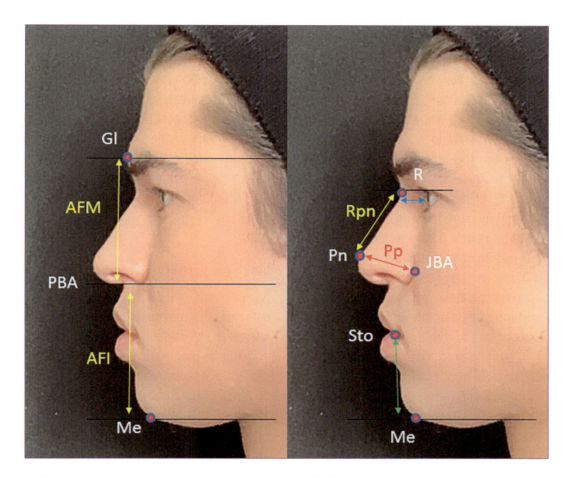

Figura 7. Método de avaliação de Byrd e Hobar.[22] Gl: glabela; AFM: altura da face média; PBA: plano basal alar; AFI: altura da face inferior; Me: menton; R: raiz nasal; Rpn: comprimento nasal; Pn: *pronasale*; Pp: projeção da ponta nasal; JBA: junção bochecha-alar; Sto: estômio; dupla seta azul: projeção da raiz nasal; dupla seta verde: distância Sto-Me.

microgenia ou mau desenvolvimento da mandíbula, o comprimento nasal ideal é determinado a partir da altura da face média (R-Pni = 0,67 × AFM). Da mesma forma, quando a face média é superdesenvolvida e não será corrigida ortognaticamente, o nariz deve ser proporcional à face média, e não à face inferior.

3. Com o comprimento nasal ideal estabelecido na etapa 2, os ajustes no comprimento nasal podem ser planejados.

4. Multiplique o comprimento nasal ideal por 0,67 para determinar a projeção ideal da ponta nasal (Ppi). Ppi = 0,67 × R-Pni.

5. Meça a distância entre o plano da córnea e o plano da raiz nasal. Se essa distância for menor que 0,28 × R-Pni, pode ser considerado um procedimento para aumento da projeção da raiz. Se for maior que 0,28 × R-Pni, pode ser considerada a redução do *radix*. Projeção de raiz ideal = 0,28 × R-Pni (9 a 14 mm).

BASE NASAL

A morfologia nasal externa, na visão basal, permite uma boa avaliação da simetria, da forma e do tamanho da ponta nasal, da columela, da base alar e das narinas, e tem sido descrita como idealmente circunscrita por um triângulo equilátero com uma relação columela-lóbulo (ponta nasal) de 2:1 (**Figura 8**).[47,49,53] Nessa visão, o nariz deve ter um contorno arredondado, com transição sutil entre a ponta nasal e os lóbulos alares.

O padrão nasal observado nessa região está diretamente relacionado ao comprimento da columela, à projeção da ponta e à distância interalar, variando significativamente de acordo com o grupo racial.

O comprimento ideal da columela (da base nasal à transição entre a columela e a ponta nasal) deve ser o dobro do comprimento do lóbulo da ponta nasal. Além disso, a largura columelar na porção média idealmente deve se aproximar de um terço da largura columelar na base das narinas. Essas proporções levam a uma columela mais agradável esteticamente.[23]

Existe uma variação considerável na forma das narinas,[54] mas as narinas caucasianas consideradas ideais são alongadas ou em forma de pera, sendo mais largas na base, simétricas e com o eixo levemente orientado medialmente, com inclinação de 30° a 45° em direção à linha média (ver **Figura 8**).[53,55,56]

Visão em perfil (ver Figura 3)

Na visão em perfil da base nasal, aproximadamente 2 a 4 mm da columela devem estar visíveis abaixo da margem da ala nasal. Uma visualização menor do que 2 mm pode ser causada por ala pendente, columela retraída ou uma combinação desses dois fatores. Já uma visualização superior a 4 mm pode ser causada, dentre outras situações, por uma margem alar retraída ou columela pendente.[57]

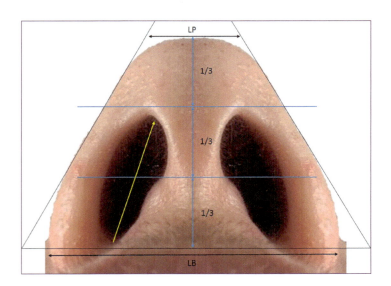

Figura 8. Visão basal do nariz. A base nasal pode ser dividida em terços, com a ponta nasal correspondendo à 1/3 do total. LP: largura da ponta nasal; LB: largura da base nasal; seta amarela: inclinação medial da narina.

REFERÊNCIAS

1. Naini FB. The nose. In: Naini FB. Facial aesthetics: concepts and clinical diagnosis. Oxford: Wiley-Blackwell; 2011. p.214-37.

2. Peleman JR, Chung MT, Johnson J, Rayess H, Priest CR, Hojjat H et al. Surgical adjuncts to rhinoplasty: an algorithmic approach. Aesth Plast Surg. 2020;44(5):1694-704.

3. Park SS. Fundamental principles in aesthetic rhinoplasty. Clin Exp Otorhinolaryngol. 2011;4(2):55-66.

4. Kutubidze A. Nasal dorsal aesthetic lines and rhinoplasty technical tricks. Plast Aesth Res. 2015;2:315-9.

5. Rohrich RJ, Janis JE, Kenkel JM. Male rhinoplasty. Plast Reconstr Surg. 2003;112(4):1071-85; quiz 86.

6. Rohrich RJ, Muzaffar AR, Janis JE. Component dorsal hump reduction: the importance of maintaining dorsal aesthetic lines in rhinoplasty. Plast Reconstr Surg. 2004;114(5):1298-308; discussion 309-12.

7. Guyuron B. Precision rhinoplasty. Part I: The role of life-size photographs and soft-tissue cephalometric analysis. Plast Reconstr Surg. 1988;81(4):489-99.

8. Magri IO, Maio M. Remodelamento do terço médio da face com preenchedores. Rev Bras Cir Plást. 2016;31(4):573-577.

9. Sheen S. Aesthetic rhinoplasty. St. Louis: Mosby; 1978. [Book Review por Davidson TM. Head & Neck Surgery. 1979;1(6):552.]

10. Mehta U, Fridirici Z. Advanced techniques in nonsurgical rhinoplasty. Facial Plast Surg Clin North Am. 2019;27(3):355-65.

11. Toriumi DM. New concepts in nasal tip contouring. Arch Facial Plast Surg. 2006;8(3):156-85.

12. Rohrich RJ, Liu JH. Defining the infratip lobule in rhinoplasty: anatomy, pathogenesis of abnormalities, and correction using an algorithmic approach. Plast Reconstr Surg. 2012;130(5):1148-58.

13. Ray SK, Saha K, Kumar A, Banjare S (eds). Anthropometric study of nasal index among the population of Western Uttar Pradesh Region. 2016;4(2):65-70.

14. Oladipo G, Gwunireama IU, Asawo OD. Anthropometric comparison of nasal indices between the Igbos and Yorubas in Nigeria. Glob J Med Sci. 2006;5(1):37-40.

15. Swift A, Remington BK. The mathematics of facial beauty. In: Jones DH, Swift A (eds). Injectable fillers: facial shaping and contouring. 2.ed. New Jersey: Wiley-Blackwell; 2019. p.29-61.

16. Swift A, Remington K. BeautiPHIcation™: a global approach to facial beauty. Clin Plast Surg. 2011;38(3):347-77.

17. Powell N, Humphreys B. Proportions of the aesthetic face. New York: Thieme-Stratton; 1984.

18. Daniel RK, Pálházi P. Surface aesthetics and soft tissue envelope. In: Daniel RK, Pálházi P (eds). Rhinoplasty: an anatomical and clinical atlas. Cham: Springer International Publishing; 2018. p.1-47.

19. Daniel RK, Farkas LG. Rhinoplasty: image and reality. Clin Plast Surg. 1988;15(1):1-10.

20. Sheen JH, Sheen AP. Aesthetic rhinoplasty. St. Louis: Mosby; 1998.

21. Mowlavi A, Meldrum DG, Wilhelmi BJ. Implications for nasal recontouring: nasion position preferences as determined by a survey of white North Americans. Aesth Plast Surg. 2003;27(6):438-45.

22. Byrd HS, Hobar PC. Rhinoplasty: a practical guide for surgical planning. Plast Reconstr Surg. 1993;91(4):642-54; discussion 55-6.

23. Rohrich R AW, Ahmad J, Gunter J. Dallas Rhinoplasty. 3.ed. Hoboken: CRC Press; 2014.

24. McKinney P, Sweis I. A clinical definition of an ideal nasal radix. Plast Reconstr Surg. 2002;109(4):1416-8; discussion 9-20.

25. Orten S, Hilger P. Facial analysis of the rhinoplasty patient. In: Wong BJF, Arnold MG, Boeckmann JO. Facial plastic and reconstructive surgery: a comprehensive study guide. New York: Thieme Medical Publishers; 2002. p.361-8.

26. Papel I, Capone R. Facial proportions and esthetic ideals. In: Behrbohm H, Tardy Jr. ME (eds). Essentials of septorhinoplasty: management of the nasal vault and septum. New York: Thieme; 2004.

27. Rees TD. Aesthetic plastic surgery. Philadelphia: W.B. Saunders; 1980. 1068p. [Book Review por Davidson TM. Head & Neck Surgery. 1983;5(4):372-3.]

28. Naini FB, Cobourne MT, Garagiola U, McDonald F, Wertheim D. Nasofrontal angle and nasal dorsal

aesthetics: a quantitative investigation of idealized and normative values. Facial Plast Surg. 2016;32(4):444-51.

29. Farkas LG, Munro IR. Anthropometric facial proportions in medicine. Springfield: Charles C. Thomas; 1987.

30. Farkas LG. Anthropometry of the head and neck. 2.ed. New York: Raven Press; 1994.

31. Farkas LG, Kolar JC, Munro IR. Geography of the nose: a morphometric study. Aesth Plast Surg. 1986;10(4):191-223.

32. Harris R, Nagarkar P, Amirlak B. Varied definitions of nasolabial angle: searching for consensus among rhinoplasty surgeons and an algorithm for selecting the ideal method. Plast Reconstr Surg Glob Open. 2016;4(6):e752.

33. Armijo BS, Brown M, Guyuron B. Defining the ideal nasolabial angle. Plast Reconstr Surg. 2012;129(3):759-64.

34. Sinno HH, Markarian MK, Ibrahim AM, Lin SJ. The ideal nasolabial angle in rhinoplasty: a preference analysis of the general population. Plast Reconstr Surg. 2014;134(2):201-10.

35. Leach J. Aesthetics and the Hispanic rhinoplasty. Laryngoscope. 2002;112(11):1903-16.

36. Scheideman GB, Bell WH, Legan HL, Finn RA, Reisch JS. Cephalometric analysis of dentofacial normals. Am J Orthod. 1980;78(4):404-20.

37. Fomon S. Cosmetic surgery: principles and practice. Philadelphia: Lippincott; 1960.

38. Ramos HHA, Bernardino IPL, Rocha RCC. Hyaluronic acid filler in the treatment for drooping tip: anatomical concepts and clinical results. Aesthc Plast Surg. 2020;44(6):2173-82.

39. Meneghini F, Biondi P. Nasal analysis. In: Meneghini F, Biondi P (eds). Clinical facial analysis: elements, principles, and techniques. Berlin: Springer Science & Business Media; 2012. p.71-94.

40. Lehocky BE. Anthropometry and cephalometric facial analysis. In: Mathes SJ (ed). Plastic surgery. 2.ed. Philadelphia: Saunders Elsevier; 2006. p.1-30.

41. Pasinato R, Mocellin M, Arantes M, Coelho M, Dall'Igna D, Soccol A. Ângulos faciais pré e pós-operatórios em

pacientes submetidos à rinoplastia. Int Arch Otorhinolaryngol. 2008;16(4):445-51.

42. Suhk J, Park J, Nguyen AH. Nasal analysis and anatomy: anthropometric proportional assessment in asians-aesthetic balance from forehead to chin. Part I. Sem Plast Surg. 2015;29(4):219-25.

43. Sajjadian A, Guyuron B. Primary rhinoplasty. Aesthet Surg J. 2010;30(4):527-39; quiz 40.

44. McArdle A, Young R, Kelly MH. Preferences for the white female nasal supratip break. Ann Plast Surg. 2012;68(4):366-8.

45. Devan PP. Nasal tip projection rhinoplasty. 21 mar. 2016. Medscape. Disponível em: <https://emedicine.medscape.com/article/840646-overview>. Acesso em: 07 dez. 2020.

46. Noureai SA, Randhawa P, Andrews PJ, Saleh HA. The role of nasal feminization rhinoplasty in male-to-female gender reassignment. Arch Facial Plast Surg. 2007;9(5):318-20.

47. Soliemanzadeh P, Kridel RW. Nasal tip overprojection: algorithm of surgical deprojection techniques and introduction of medial crural overlay. Arch Facial Plast Surg. 2005;7(6):374-80.

48. Crumley RL, Lanser M. Quantitative analysis of nasal tip projection. Laryngoscope. 1988;98(2):202-8.

49. Baum S. Introduction. Ear Nose Throat J 1982;61:426-7.

50. Simons RL. Nasal tip projection, ptosis and supratip thickening. Ear Nose Throat J. 1982(61):4525.

51. Byrd H, Burt J, El-Musa K, Yazdani A. Dimensional approach to rhinoplasty: perfecting the aesthetic balance between the nose and chin. In: Gunter JP, Rohrich RJ, Adams Jr. WP (eds). Dallas rhinoplasty: nasal surgery by the masters. v.1. 2.ed. St. Louis, MO: Quality Medical; 2007. p.135.

52. Byrd HS, Hobar PC. Dimensional approach to rhinoplasty: perfecting the aesthetic balance between the nose and chin. In: Rohrich RJ, Adams Jr. WP, Ahmad J, Gunter J (eds). Dallas rhinoplasty: nasal surgery by the masters. 3.ed. St. Louis: Quality Medical; 2014. p.70-122.

53. Qiu CS, Fracol ME, Bae H, Gosain AK. Prophylactic use of buccal fat flaps to improve oral mucosal healing

following furlow palatoplasty. Plast Reconstr Surg. 2019;143(4):1179-83.

54. Meneghini F, Biondi P. Clinical facial analysis: elements, principles, and techniques. Berlim: Springer; 2012.

55. Tardy Jr. ME, Patt BS, Walter MA. Alar reduction and sculpture: anatomic concepts. Facial Plast Surg. 1993;9(4):295-305.

56. Becker D, Weinberger MS, Greene BA, Tardy ME. Clinical study of alar anatomy and surgery of the alar base. Arch Otolaryngol Head Neck Surg. 1997;123(8):789-95.

57. Gunter JP, Rohrich RJ, Friedman RM. Classification and correction of alarcolumellar discrepancies in rhinoplasty. Plast Reconstr Surg. 1996;97(3):643-8.

CAPÍTULO 5

TERÇO INFERIOR DA FACE

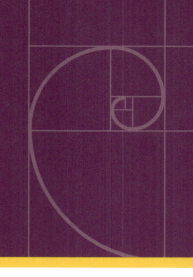

HITALO GLAUCO

INTRODUÇÃO

O terço inferior é a porção da face representada pelas estruturas presentes desde o ponto subnasal (Sn) até o menton (Me). É dividido em duas porções: uma, do ponto subnasal (Sn) ao estômio (Sto), e outra, do estômio (Sto) ao menton (Me) (**Figura 1A**).

Tem relevância fundamental na harmonia facial e é a porção facial em que se encontram mais características distintas entre os sexos. Caracteristicamente, a face feminina tem seus contornos suaves e delicados, e a masculina, uma mandíbula forte e traços bem demarcados.

Ao analisar o paciente em perfil, o terço inferior é especialmente importante, visto que sua relação com as outras estruturas faciais permite uma melhor percepção visual da harmonia entre as projeções dessas unidades. Caso haja falta de projeção do queixo, por exemplo, o paciente pode interpretar que a sua projeção nasal é grande, mesmo possuindo um nariz normal, procurando, muitas vezes, o procedimento de rinoplastia.[1] A face deve ser avaliada esteticamente e de forma holística quanto às proporções e à harmonia, e os procedimentos a serem realizados devem ser decididos junto com os pacientes; somente assim serão obtidos resultados equilibrados e personalizados.

Idealmente, o terço inferior da face deve ser dividido na seguinte proporção: 1/3:2/3 (**Figura 1B**). A altura do subnasal ao estômio (lábio superior) deve corresponder a aproximadamente 1/3 da altura total, enquanto a altura do estômio ao menton deve equivaler

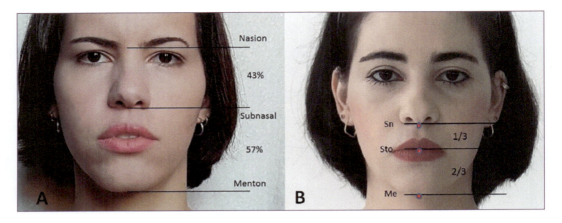

Figura 1. A. Terços da face. **B.** Linhas horizontais dividindo o terço inferior no sexo feminino em Sn-Sto (1/3 do total) e Sto-Me (2/3 do total). Sn: ponto subnasal; Sto: estômio; Me: menton.

a aproximadamente 2/3 do total.[2] Milutinovic et al.[3] encontraram em seu estudo, associações entre a beleza facial e a proporção de 30%/70% para as alturas Sn-Sto/Sto-Me, ao avaliar o terço inferior da face.

Anic-Milosevic et al.[4] compararam as proporções do terço inferior da face em 58 mulheres e 52 homens caucasianos jovens. Na sua investigação, o vermelhão superior foi menor que o vermelhão inferior em ambos os sexos, e a altura do lábio inferior (Sto-Sml) foi menor que a altura do lábio superior (Sn-Sto). Esses achados estão de acordo com os estudos de Farkas et al.[5] Além disso, a altura do lábio superior (Sn-Sto), do lábio inferior (Sto-Sml) e do queixo (Sml-Me) foram maiores no sexo masculino do que no feminino, e a distância Sto-Sml foi menor que a distância Sml-Me em ambos os sexos. A largura do terço inferior da face tem como principais determinantes o tamanho e a forma do osso mandibular, a espessura do músculo masseter e o volume de tecido celular subcutâneo adjacente. Na visão de frente do rosto feminino, a face deve apresentar a largura do terço médio maior do que a do terço inferior. O ângulo de inclinação do ramo da mandíbula em relação à vertical (**Figura 2**), chamado de ângulo de beleza universal feminino, mede, idealmente, de 9 a 12° com a vertical[6] e pode ser alcançado, por exemplo, por meio da volumização com preenchedores ou de injeções precisas de toxina botulínica sobre o masseter.[7]

No rosto masculino, a inclinação do ramo da mandíbula com a vertical tende a zero, pois ele possui o terço inferior mais largo que o feminino, resultando em um formato facial mais quadrado (**Figura 2**).[8] A projeção e a forma do queixo são especialmente importantes na atratividade facial dos homens.

A largura transversal ideal do mento (largura bimentual) varia de acordo com o gênero e a etnia. De forma geral, a distância medida entre os pontos mais laterais do queixo (Qo-Qo) corresponde, idealmente, à distância intercantal (DIC) nas mulheres. Nos homens, o queixo é mais largo e mais definido, e sua largura corresponde, idealmente, à distância entre os limbos mediais da íris, ou entre os cantos dos lábios (se não houver modificações, como queda dos cantos da boca pelo processo de envelhecimento), ou, aproximadamente, à distância entre os dentes caninos superiores.[9,10]

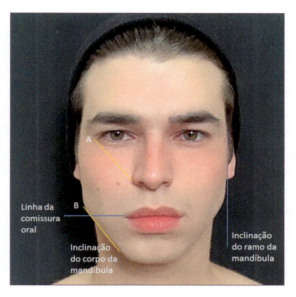

Figura 2. Linha A: linha do canto do olho à ala ipsilateral nasal; linha B: linha do corpo da mandíbula.

O ângulo da mandíbula é a inclinação entre o ramo e o corpo da mandíbula; seu valor médio nos homens é de 128° (±2,36°) e nas mulheres, de 126° (±2,41°).[11] Curiosamente, os valores médios são uniformes para ambos os sexos, não havendo diferença estatística significativa.[11] De acordo com Mommaerts,[12] o ângulo ideal da mandíbula masculina, no perfil, é de 130°. Rakosi[13] descreve o valor de 128° como ideal para ambos os sexos.

Na visão frontal do homem, o nível da posição do ângulo da mandíbula deve estar aproximadamente no mesmo nível da comissura oral ou do lábio inferior.[12] Além disso, a inclinação da linha do corpo da mandíbula é quase paralela a uma linha que se estende do canto lateral do olho à ala ipsilateral do nariz, com um desvio máximo de 15°.[12] Ainda na visão frontal do rosto masculino, o ângulo de inclinação do ramo da mandíbula em relação à vertical aproxima-se idealmente de zero, ou seja, a largura bigonial aproxima-se da largura bizigomática (ver **Figura 2**). Em ambos os sexos, o contorno facial inferior se apresenta idealmente bem definido, com uma transição evidente entre o terço inferior e o pescoço. Algumas alterações podem diminuir essa demarcação, tornando essa região pouco atraente, como: ângulo gonial aumentado, diminuição do comprimento da mandíbula, aumento do tecido adiposo cervical, ptose do compartimento de gordura do *jowl* ou uma combinação desses fatores.[6,14]

AVALIAÇÃO DA MAXILA

Ao avaliar a região maxilar na visão frontal e no perfil, deve-se observar, principalmente, sua configuração no plano sagital (anteroposterior) e no plano vertical (altura).

Avaliação vertical da maxila

A maxila, no plano vertical (altura da maxila), pode se apresentar como normal, excessiva ou deficitária.

Com os lábios em repouso, a exposição dos incisivos superiores é de, aproximadamente, 2 a 4,5 mm nas mulheres e, 1 a 3 mm nos homens.[15] O valor normal do espaço interlabial em repouso é de 1 a 3 mm, e os lábios devem se fechar sem a necessidade de uma contração importante dos músculos periorais (principalmente o orbicular da boca e o mentual).[15]

A visualização dos incisivos maxilares é um guia para avaliar a posição vertical da maxila. Clinicamente, o excesso maxilar vertical causa uma exposição excessiva dos incisivos superiores e um espaço interlabial aumentado. Nesses casos, a abordagem do queixo com preenchedores com o objetivo de diminuir esse espaço interlabial não é completamente bem-sucedida, havendo necessidade de avaliação da cirurgia ortognática.[16]

O déficit maxilar ou a presença de tecido mole labial, em excesso com ou sem flacidez, leva a uma exposição reduzida ou ausente dos incisivos superiores durante o sorriso, causando uma aparência envelhecida.[17]

Influenciado pela posição e angulação da maxila, a mandíbula gira em torno dos côndilos e dita a posição final do pogônio.[16] O excesso maxilar vertical faz o pogônio se instalar em uma posição inferior e posterior, aumentando a altura do terço inferior e o espaço interlabial.[16]

Sorriso gengival

Um sorriso é considerado gengival se mais de 2 ou 3 mm de gengiva forem visíveis durante o sorriso.[18]

Para avaliar a causa do sorriso gengival, inicia-se medindo o espaço interlabial em repouso, cujo valor normal é de 1 a 3 mm. Caso não haja excesso desse espaço, o sorriso gengival é considerado de origem predominantemente muscular.[15]

Nesses casos, a aplicação cuidadosa de toxina botulínica no ponto correto ou o uso de preenchedores por meio da miomodulação

podem melhorar a estética do sorriso, diminuindo a exposição gengival ao sorrir.[19]

Caso o espaço interlabial esteja aumentado, fica caracterizada a incompetência labial e, então, devem ser avaliados o excesso vertical maxilar e/ou a protrusão dos incisivos superiores, podendo estar ou não associados a alterações anatômicas e/ou funcionais do lábio superior.[18,20]

O lábio superior deve se posicionar, idealmente, no nível da margem gengival dos dentes incisivos centrais superiores durante o sorriso,[21,22] mas alguma quantidade de gengiva à mostra (até 2 mm) é esteticamente aceitável e pode conferir uma aparência jovem.[23,24]

De forma geral, o sorriso é mais elevado nas mulheres do que nos homens, e a exposição dentária e gengival tende a diminuir com a idade em ambos os sexos, em decorrência, em parte, do alongamento do lábio superior.[24]

Avaliação da maxila no plano sagital (anteroposterior)

O ortodontista alemão Schwarz[25] introduziu um método para avaliar a relação sagital entre as partes superior e inferior da face denominado técnica Fotostat (**Figura 3**).[25,26]

Com o paciente posicionado de acordo com a linha de Frankfurt, o diagnóstico da posição sagital da maxila é feito pela posição do ponto subnasal (Sn) em relação a uma linha vertical perpendicular à linha de Frankfurt e que passa pela glabela. Se a maxila for anterior a essa linha, ela será protraída; se for posterior, será retraída. Observa-se uma maxila mediana quando o Sn está na linha da glabela.[25,26]

Essa avaliação também é importante para verificar se o ponto subnasal está em uma posição equilibrada, pois esse ponto é usado como parâmetro em alguns métodos de

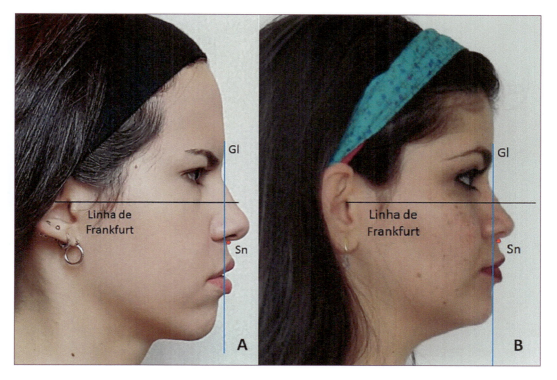

Figura 3. Linha de Frankfurt e a técnica Fotostat, de acordo com Schwarz. Avaliando as fotos das nossas modelos, ambas têm a maxila protraída, pois o ponto subnasal (Sn) se encontra à frente da linha vertical que passa pela glabela (Gl).

avaliação da face. Caso haja desproporções na posição sagital da glabela, pode-se usar, como referência, o násio ou uma região entre o násio e a glabela para traçar a linha vertical de referência.

A deficiência maxilar sagital pode ser indicada por aumento da exposição da esclera abaixo da íris, achatamento do rebordo orbitário inferior, redução da projeção da eminência malar e afundamento da região da fossa canina. A fossa canina oferece suporte à base nasal, o que explica, em parte, o alongamento nasal e a queda da ponta nasal devido à reabsorção óssea da maxila e da abertura piriforme durante o processo de envelhecimento.[17]

A maxila também oferece suporte ao lábio superior, que pode apresentar protrusão ou retrusão dependendo do excesso ou do déficit na projeção maxilar no plano sagital.[17]

AVALIAÇÃO DOS LÁBIOS (FIGURA 4)

O lábio superior é uma unidade anatômica definida pelas estruturas presentes entre o ponto subnasal (Sn) superiormente, o sulco nasolabial lateralmente e o estômio inferiormente, englobando o vermelhão. O lábio inferior é delimitado pelo estômio (Sto) superiormente, englobando o vermelhão; pelo sulco labiomentoniano lateralmente (ruga "de marionete"); e pelo sulco mentolabial (Sml) inferiormente (divisa com o queixo). De maneira geral, as alturas do lábio superior (Sn-Sto) e do lábio inferior (Sto-Sml) são maiores nos homens do que nas mulheres.[4] Um lábio jovem é caracterizado por um vermelhão com contornos bem definidos na sua transição com a pele, boa distinção do filtro labial e das suas colunas, um arco de cupido com ápices bem demarcados, três

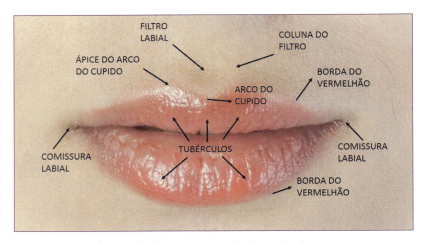

Figura 4. Estruturas anatômicas dos lábios.

(Fonte: modificada de Pickpik.com)

tubérculos no lábio superior e dois no lábio inferior, além de comissuras labiais com boa sustentação.

As colunas do filtro do lábio superior de adultos jovens estão mediais aos arcos do cupido (em vez de alinhados com eles).[8] O espalhamento e o achatamento dessas colunas são características comuns do lábio envelhecido e podem ser restauradas com preenchedores, visando a uma aparência mais jovem.[8]

De acordo com os achados de Anic-Milosevic et al.,[4] as alturas do vermelhão superior e do inferior não diferem significativamente entre homens e mulheres, mas a exposição do vermelhão (relação entre vermelhão e restante do lábio) tende a ser maior nas mulheres do que nos homens.

Em caucasianos, a altura do vermelhão inferior equivale, idealmente, a PHI (1,618) da altura do vermelhão superior, com uma relação de 1:1,618 do superior em relação ao inferior. Em asiáticos e afrodescendentes, a diferença entre as alturas do vermelhão superior e inferior tende a ser menor.[27] No jovem, o lábio superior (Sn-Sto) em perfil tem uma leve concavidade, que é perdida com o processo de envelhecimento. A avaliação da curvatura do lábio superior pode ser feita desenhando uma linha do ponto labial superior (Ls) (localizado no ponto médio da transição entre a mucosa seca do lábio superior e a pele, no centro do arco do cupido) para o ponto subnasal (Sn). A profundidade da curva em relação à essa linha deve estar entre 1 e 3 mm.[28,29]

O envelhecimento da região perioral está descrito no capítulo 6 "Avaliação do envelhecimento facial".

Avaliação da projeção labial no plano sagital

O lábio superior projeta-se, idealmente, um pouco à frente do inferior (1 a 2 mm).[30]

Na presença de incompetência labial (espaço interlabial aumentado), a projeção labial aumentada pode estar relacionada à protrusão dentoalveolar excessiva e/ou à proclinação dos dentes incisivos. Nesses casos, a avaliação da cirurgia ortognática é necessária.[31] Na literatura, existem diversos métodos de avaliação da projeção labial, dentre os quais se destacam os dispostos a seguir.

Método da linha do subnasal ao pogônio (Burstone)[28,29] *(Figura 5A)*

A posição dos lábios é determinada construindo uma linha do subnasal ao pogônio. Esse método pode ser utilizado quando há desproporção da projeção nasal, já que não utiliza a ponta nasal como referência. A distância entre a porção mais anterior do lábio superior e essa linha é, idealmente, de 3,5 mm ±1 mm e entre a do lábio inferior e essa linha, de 2,2 mm ±1 mm. Dessa forma, o lábio superior deve se projetar um pouco mais do que o lábio inferior, cerca de 1,6:1.[32] Um exagero nessas proporções pode levar a lábios com uma aparência de "bico de pato".

Método do ponto subnasal[31] *(Figura 5B)*

Em pessoas com desproporção de nariz ou mento, pode-se traçar uma linha vertical através do ponto subnasal, a fim de avaliar a projeção dos lábios superior e inferior e do queixo. Antes de selecionar o subnasal como referência, é essencial obter a posição natural da cabeça (plano de Frankfurt) e excluir uma deformidade da região subnasal por meio da avaliação pelo método Fotostat (o ponto subnasal deve estar próximo da posição mediana). O lábio superior deve estar, idealmente, de 1 a 2 mm à frente da linha de referência, o lábio inferior deve estar na linha ou 1 mm posterior a ela, e o pogônio deve estar a, aproximadamente, 1 a 4 mm posterior a ela.[31]

Linha de Ricketts[33,34] *(Figura 5C)*

A projeção dos lábios em relação ao nariz e o queixo foi descrita por Ricketts. Nesse método, uma linha é traçada desde o ponto mais projetado da ponta nasal (*pronasale* [Pn]) até a porção mais proeminente do queixo (pogônio [Pg]). Em caucasianos, essa linha deve estar a, aproximadamente, 4 mm do lábio superior e a 2 mm do lábio inferior. O mau posicionamento do pronásio ou do pogônio pode prejudicar a avaliação da projeção labial por esse método.[33,34]

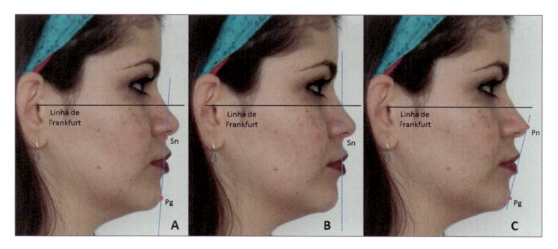

Figura 5. A. Método da linha do subnasal ao pogônio (Burstone). **B.** Método do ponto subnasal. **C.** Linha de Ricketts. Sn: ponto subnasal; Pg: pogônio; Pn: *pronasale*.

Plano de Riedel[35] (Figura 6A)

Esse plano relaciona a projeção labial com o queixo. É construído a partir de uma linha que conecta a parte mais proeminente dos lábios superiores e inferiores, a qual, idealmente, deve tocar o queixo em um perfil com o queixo proporcional.

Linha de Merrifield[36] (Figura 6B)

A linha de Merrifield relaciona lábios e mento. É desenhada a partir do pogônio e tangente ao ponto mais projetado do lábio inferior ou do superior, o que for mais proeminente. O lábio superior deve ser, idealmente, tangente a essa linha, enquanto o lábio inferior deve ser tangente ou estar aproximadamente atrás dessa linha. O ângulo de Merrifield é formado pela intersecção entre a linha horizontal de Frankfurt e a linha de Merrifield. Seu valor ideal deve estar entre 75° e 85° (80° ±5°).[35]

Linha de Steiner[37] (Figura 6C)

A linha de Steiner é desenhada desde o ponto médio da curva da columela, entre o ponto subnasal e o *pronasale*, até o pogônio. Os lábios devem se encontrar, idealmente, nessa linha, sendo considerados pouco ou muito projetados se eles se encontrarem atrás ou à frente da linha, respectivamente.

Linha e ângulo de Holdaway (linha e ângulo H)[38,39] (Figura 6D)

A linha H é traçada desde o pogônio e segue tangente ao lábio superior. Idealmente, o lábio inferior deve estar próximo à linha H ou se distancia de –1 a +2 mm dela. O ângulo de Holdaway, formado entre a linha H e a linha de perfil formada do násio ao pogônio, permite estimar a proeminência do lábio superior na presença de um queixo

proporcional. O valor ideal do ângulo H fica entre 7 e 15°.

PROPORÇÃO ÁUREA[3,7,8,27,40-43]

O terço inferior pode ser avaliado também pelas relações que obedecem à proporção áurea. Acompanhe a **Figura 7**.

A largura dos lábios (linha azul) equivale, idealmente, a PHI (1,618) × DIC (distância intercantal), que corresponde, de forma ideal, à distância entre os limbos mediais dos olhos. Em pacientes com masseteres proeminentes e aumento da largura facial inferior, a largura dos lábios pode equivaler à largura entre as porções mediais das pupilas dos olhos.[7]

As proporções da distância entre os ápices dos arcos do cupido (linha amarela) e da distância entre o ápice do arco do cupido e a comissura labial ipsilateral (linha preta) também são de 1 ÷ 1,618.

Nas mulheres, a distância entre os arcos do cupido equivalem, aproximadamente, à distância da base columelar até a linha que une os arcos do cupido, assim como também equivale à altura ideal do lábio inferior (linha amarela). Nos homens, o filtro tende a ter um comprimento proporcionalmente maior do que nas mulheres.

A distância da comissura labial à margem ipsilateral da face na mesma altura não deve ser maior que a DIC (linha verde).

A distância da comissura labial à margem contralateral da face não deve ser maior que a PHI (1,618) da largura da boca (linha laranja).

A distância entre os pontos subnasal e estômio (linha preta) equivale à distância horizontal entre o arco do cupido e a comissura labial ipsilateral, assim como também equivale, aproximadamente, à metade da distância entre o estômio e o menton.

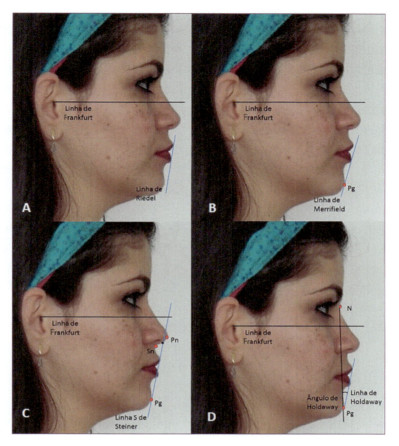

Figura 6. A. Linha de Riedel. **B.** Linha de Merrifield. Pg: pogônio. **C.** Linha S de Steiner. Sn: ponto subnasal; Pn: *pronasale*. **D.** Linha e ângulo de Holdaway. N: násio.

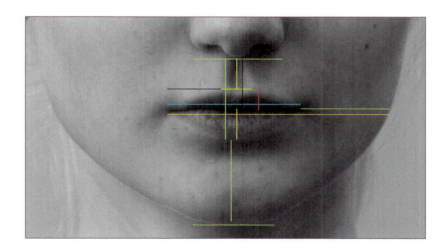

Figura 7. Proporções do terço inferior. Linha verde = DIC; linha azul: PHI × DIC = 1,618 × DIC; linha laranja: PHI² × DIC = 2,618 × DIC; linha preta: phi × DIC = 0,618 × DIC; linha amarela: phi² × DIC = 0,382 × DIC; linha vermelha: phi³ × DIC = 0,236 × DIC. DIC: distância intercantal; PHI: 1,618, phi: 0,618.

(Fonte: modificada de Pexels.com)

A distância da porção inferior do lábio inferior ao menton equivale, aproximadamente, à distância intercantal (DIC) (linha verde).

A distância da porção inferior do lábio inferior ao menton também equivale a PHI (1,618) × a soma das alturas dos vermelhões.

Idealmente, a largura do mento na mulher equivale à DIC, que equivale à largura da base nasal. Já no homem, o mento é mais largo, equivalendo, idealmente, à distância entre os limbos mediais dos olhos, que também equivale à largura da boca (pode se alterar com o processo de envelhecimento, que leva à queda das comissuras labiais), cuja distância é PHI × DIC.

SULCO MENTOLABIAL

O sulco mentolabial (Sml) forma uma transição evidente entre as unidades anatômicas do lábio inferior e do queixo. O ponto mais profundo do sulco mentolabial deve estar, idealmente, próximo de 4 mm (4 ±2 mm) atrás de uma linha que passa pelo ponto de maior projeção do lábio inferior e pelo pogônio.[28,44]

Nos homens, o sulco mentolabial é, geralmente, mais pronunciado do que nas mulheres, pois eles possuem um queixo mais proeminente.[45]

No perfil, a posição vertical e a inclinação dos incisivos superiores e inferiores, assim como a posição anteroposterior da mandíbula, da maxila e do queixo, desempenham um papel importante na formação do sulco mentolabial. Em pacientes com o espaço interlabial aumentado, pode haver contração do músculo mentalis na tentativa de fechamento desse espaço, o que leva ao aplainamento desse sulco.[46]

O ângulo mentolabial é formado pelas retas que partem do ponto central do sulco mentolabial (Sml) e são tangentes ao ponto labial inferior (transição entre mucosa seca e pele do lábio inferior no plano sagital) e ao pogônio. Segundo Naini,[47] apesar da variação individual, o ângulo mentolabial deve ficar na faixa de 115° a 145° para homens e de 120° a 130° para mulheres.

Naini et al.,[48] utilizando silhuetas de perfis masculinos norte-americanos com diferentes ângulos mentolabiais, encontraram, como valor mais atraente para esse gênero e essa etnia, uma faixa entre 107° e 118°.

Geralmente, uma face com a altura do terço inferior pequena tende a ter um sulco mentolabial mais profundo, enquanto uma face com a altura maior do terço inferior tende a ter um sulco mentolabial mais atenuado.[46] Caso o preenchimento do mento aprofunde muito esse sulco, o resultado será inestético.[46]

AVALIAÇÃO DA OCLUSÃO DENTÁRIA DE ACORDO COM EDWARD H. ANGLE[49-51]

De acordo com Edward H. Angle,[49] a oclusão normal existe quando a cúspide mesiobucal do primeiro molar superior coincide com o sulco mesiobucal do primeiro molar inferior. Qualquer desvio desse alinhamento enquadra-se nas três classificações de má oclusão, descritas a seguir (**Figura 8**):

- Classe I: oclusão dentária normal. Indica boa relação entre a maxila e a mandíbula, com alinhamento molar dentro da normalidade. Nesse caso, podem ocorrer outras irregularidades dentárias, como o desalinhamento dos dentes.

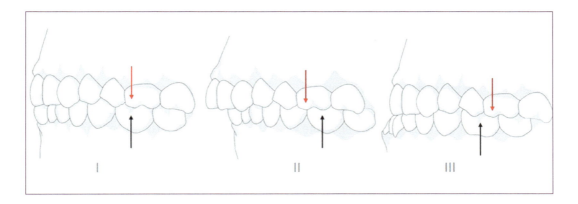

Figura 8. Classificação da oclusão dentária de acordo com Angle. Seta vermelha: cúspide mesiobucal do primeiro molar superior; seta preta: sulco mesiobucal do primeiro molar inferior.

(Fonte: ilustração gentilmente cedida por Hianga Fayssa e Adam Duarte)

- Classe II: a cúspide mesiobucal do primeiro molar superior está anterior ao sulco do primeiro molar inferior, ou seja, a dentição maxilar é anormalmente anterior quando comparada à dentição mandibular, podendo ser consequência de uma superprojeção da maxila ou de uma subprojeção da mandíbula (ou ambas). A classe II é categorizada em duas partes adicionais: divisão I e divisão II. Na divisão I, os dentes anteriores são inclinados anteriormente, com retração da mandíbula. Na divisão II, os dentes anteriores superiores são inclinados posteriormente. Geralmente, existe uma mordida profunda. Com oclusão colapsada, a região posterior da mandíbula aparece larga e o queixo, pontudo e estreito.
- Classe III: nessa classe, o molar superior é posterior ao sulco mesiobucal do molar inferior, com os incisivos inferiores posicionados na frente dos incisivos superiores. Pode ocorrer com uma subprojeção da maxila em relação à mandíbula ou, mais comumente, com uma superprojeção da mandíbula em relação à maxila.

DIAGNÓSTICO DA PROJEÇÃO DA MANDÍBULA EM PERFIL

A avaliação clínica da projeção da mandíbula em perfil começa com o posicionamento do paciente no plano horizontal de Frankfurt, com lábios em repouso e dentes ocluídos. O diagnóstico da projeção da mandíbula em perfil é feito pela posição do tecido mole do pogônio (Pg).

Para corrigir qualquer deformidade no queixo com precisão, é essencial realizar uma avaliação correta. O queixo deve ser examinado junto com outras estruturas esqueléticas e de tecidos moles, incluindo lábios, dentes, nariz e região de pescoço, pois todas essas estruturas estão inter-relacionadas.

A projeção percebida do mento é afetada pelo contorno de outras estruturas da face em perfil, como o ponto subnasal (um subnasal posicionado anteriormente de forma excessiva diminui a projeção aparente do queixo), projeção dos lábios e do nariz, profundidade do sulco mentolabial, contorno, facial inferior e altura do terço facial inferior (aumentando a altura relativa do terço inferior da face, aumenta-se a projeção aparente do queixo).[52]

Nos pacientes com baixa projeção de mento, devem ser realizadas as avaliações do comprometimento respiratório e da oclusão dentária, para que seja descartado o dimorfismo mandibular (má oclusão tipo 2 de Angle), como micrognatia (hipoplasia vertical e/ou horizontal da mandíbula) e retrognatia (mandíbula retraída, quando comparada à maxila). Nesses casos, de forma geral, há a necessidade de avaliação da cirurgia ortognática.[50,53,54]

O prognatismo relativo ocorre quando a mandíbula está na posição sagital correta em relação ao complexo craniofacial, mas aparenta estar excessivamente anterior porque a maxila está posicionada muito posteriormente. Já no retrognatismo relativo, a mandíbula aparenta estar posteriormente posicionada, pois a maxila está posicionada muito anteriormente.[17]

Durante a avaliação, a deficiência mandibular pode tornar mais evidente uma protrusão maxilar.[17]

Nos pacientes em que não há dimorfismo mandibular (pacientes classe I de Angle), ou após a correção da má oclusão dentária, o déficit da projeção do mento pode ser tratado com preenchedores ou implantes aloplásticos.[55,56] Pacientes com dimorfismo mandibular que recusam procedimentos mais extensos podem ser submetidos a implantes ou preenchimento de mento; contudo, devem estar cientes das limitações dessas intervenções nessa situação.[53,55,56]

Pacientes com queixo pequeno têm, em geral, características típicas, como: rosto largo e curto; espaço interlabial aumentado, com exposição de dentes e fechamento labial incompleto, associado à eversão de lábio inferior, em decorrência da falta de suporte ósseo do queixo para a região do lábio inferior; queixa de secura da boca, em razão do fechamento incompleto da região e do relaxamento do músculo mentual durante o sono; formação de rugas no queixo decorrente da ação do músculo mentual (o músculo mentual, ao se contrair, eleva o lábio inferior na tentativa de diminuir o espaço interlabial); e inversão do vermelhão superior e alongamento do filtro labial em razão da contração do músculo orbicular da boca, na tentativa de fechamento do espaço interlabial.[57]

Em pacientes com pouca projeção de mento, deve-se avaliar o posicionamento horizontal e a projeção do lábio inferior. Pacientes com microgenia geralmente possuem lábio inferior posicionado de forma harmônica em relação ao superior. Já na má oclusão tipo 2, o lábio inferior está geralmente retroposicionado.[14]

Algumas das modalidades de tratamento para melhora da projeção do mento incluem genioplastia, implantes aloplásticos, preenchimento com ácido hialurônico e lipoenxertia com gordura autóloga.[58] Para analisar a projeção ideal do mento, existem vários métodos descritos, que usam como base os tecidos moles da face. Cada um dos métodos possui suas particularidades, mas nenhum deles é completo ou ideal, sendo apropriado associar algumas dessas metodologias, considerando um resultado positivo quando houver critérios indicativos de baixa projeção do mento por dois ou mais métodos.[50,53,54]

A seguir, são apresentados alguns dos métodos propostos para a avaliação da projeção do mento no plano sagital.

Método do meridiano zero de González-Ulloa[59] (Figura 9)

O meridiano zero representa uma linha perpendicular à linha horizontal de Frankfurt e tangencial ao násio (ponto de depressão mais profundo da raiz nasal, na linha média). O pogônio, ponto mais proeminente do queixo, deve estar, idealmente, próximo dessa linha ou alguns milímetros posterior nas mulheres, enquanto nos homens deve tocar a linha ou ficar alguns milímetros anterior. O retroposicionamento do queixo pode ser classificado de acordo com a distância posterior do pogônio ao meridiano, em:[59]

- grau I: menos de 1 cm posterior ao meridiano;
- grau II: entre 1 e 2 cm posterior;
- grau III: mais que 2 cm posterior.

Caso a posição sagital do násio não seja aceitável em virtude de alguma desproporção na região, pode-se usar, como referência, a glabela ou a região entre a glabela e o násio.[28,60]

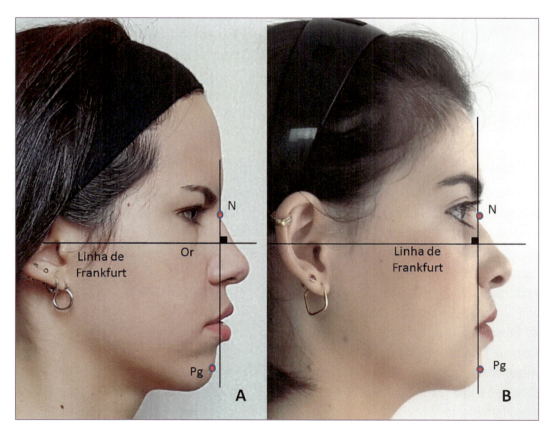

Figura 9. Método de González-Ulloa. **A.** A modelo apresenta microgenia, pois o pogônio (Pg) está distanciado posteriormente do meridiano zero de González. Apesar de essa modelo ser bela, o preenchimento dessa área deixaria o terço inferior do seu perfil mais proporcional. Or: ponto *orbitale*; N: násio. **B.** A modelo apresenta boa projeção do mento, com o pogônio (Pg) tocando o meridiano zero. N: násio.

Plano de Riedel[35] (ver Figura 6A)

O plano de Riedel é avaliado a partir de uma linha que conecta a parte mais proeminente dos lábios superior e inferior. O mento pode ser avaliado por esse plano se houver projeção harmônica dos lábios. Idealmente, o pogônio deve tocar ou quase tocar a linha.

Linha de Merrifield[36] (ver Figura 6B)

A linha de Merrifield relaciona lábios e mento (método já descrito na análise da projeção labial).

Método proposto por Silver[61] (Figura 10A)

Uma linha é traçada perpendicularmente à linha horizontal de Frankfurt e tangencialmente à borda da transição mucocutânea do lábio inferior. Segundo Silver, o pogônio deve estar nessa linha ou até 2 mm atrás.

Método de Legan[28] (Figura 10B)

Legan propôs um ângulo "ideal" para avaliar a convexidade facial. O ângulo de Legan é medido entre uma linha traçada da glabela até o ponto subnasal e outra, do ponto subnasal até o pogônio. É sugerido um valor ideal de 12°, que pode variar de 8° a 16°(12° ±4°). De acordo com os achados de Gibson e Calhoun,[52] esse método correlacionou-se pobremente com a avaliação subjetiva da projeção do mento; apesar disso, ele é útil na comparação entre o pré e o pós-tratamento.[53]

Wolford et al.[62] (Figura 10C)

Wolford et al.[62] propuseram uma avaliação da projeção do mento a partir de uma reta vertical perpendicular ao plano horizontal de Frankfurt que passa pelo ponto subnasal e estabeleceram que a distância horizontal do pogônio deve ser, idealmente, de 3 mm posteriormente a essa linha.

Gibson e Calhoun[52] (Figura 10D)

Esses autores propuseram o triângulo facial inferior, que é definido por três pontos: o tragion (T), ponto mais superior do canal auditivo externo que equivale ao ponto pório (ver capítulo 1 "Fundamentos da avaliação estética da face"), o ponto subnasal (Sn) e o ponto de definição do queixo (C). O ponto C foi definido como a intersecção de um arco centrado no tragion e que tangencia o queixo. A linha SC (do subnasal ao tragion) e o ângulo formado em T (entre as retas TS e TC) refletem a altura do terço inferior da face. Os autores propõem, como medidas ideais, uma relação TC/TS de 1,15 a 1,19, e o ângulo S, de 88° a 93°.

Método de Goode[52] (Figura 10E)

Traça-se uma linha perpendicular à linha horizontal de Frankfurt, passando pelo sulco alar. Segundo Goode, o pogônio deve estar nessa linha ou imediatamente posterior a ela.

Ângulo facial de Holdaway[38,39] (Figura 10F)

É formado pela intersecção da linha horizontal de Frankfurt com um plano facial vertical (NPg). O ângulo deve ser, idealmente, de 90° a 92°. Um ângulo maior indica projeção excessiva do pogônio, e um ângulo inferior a 90° indica retrusão do pogônio. Esse ângulo, por si só, não determina a etiologia da posição sagital do pogônio,

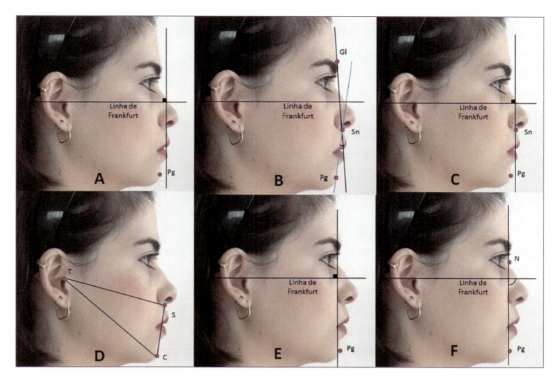

Figura 10. A. Método de Silver. **B.** Método de Legan. **C.** Método de Wolford. **D.** Triângulo de Gibson e Calhoun. **E.** Método de Goode. **F.** Ângulo facial de Holdaway.

devendo ser usado junto com outras medições e análises.[60]

Considerando que existem diferentes métodos de análise para a projeção ideal do mento com base nos tecidos moles, cada um com suas particularidades, mas nenhum completo ou ideal, é recomendada a utilização de mais de um método com os quais o avaliador esteja mais familiarizado. Essas medidas são apenas referências, sendo necessário, para obtenção de resultados mais satisfatórios, considerar a experiência e o senso estético do avaliador, as características étnicas e de gênero e, acima de tudo, as opiniões e expectativas do paciente. Ahmed et al.[54] avaliaram a diferença entre quatro métodos de avaliação do queixo – Silver, González-Ulloa, Legan e Merrifield –, analisando cem fotos de pacientes submetidos à rinoplastia. A incidência de baixa projeção do mento variou muito dependendo do método de análise.

De acordo com Ahmed et al.,[54] dentre esses quatro métodos avaliados, o método de Legan foi o que menos classificou os pacientes como possuindo retrusão mandibular (17% dos homens e 42% das mulheres), enquanto o método de Silver foi o que mais encontrou parâmetros de retrusão mandibular (62% dos homens e 81% das mulheres).

Kang e Chai[57] observaram que, com a aplicação de preenchedores com ácido hialurônico no plano supraperiosteal do queixo, houve melhora do suporte ao músculo mentual e aos tecidos moles da região, ocorrendo mudanças na inter-relação entre os componentes do terço inferior, como: diminuição do espaço interlabial, melhora na queixa de secura da boca ao acordar, diminuição do ângulo de Legan, melhora da inversão do lábio superior, encurtamento do filtro labial (pois houve diminuição da necessidade de utilização do músculo orbicular da boca para fechamento do espaço interlabial), diminuição da aparência de flacidez pré-procedimento do lábio superior, e melhora na aparência das depressões no mento decorrente da contração do músculo mentual (os autores também utilizaram toxina botulínica no músculo mentual).

De forma geral, uma projeção do queixo ligeiramente reduzida pode ser esteticamente agradável nas mulheres, mas geralmente influencia negativamente a harmonia facial masculina; já uma projeção do mento ligeiramente aumentada se adapta melhor à face masculina do que à feminina.[63]

CONTORNO FACIAL INFERIOR

A morfologia do contorno mandibular e de sua transição com a região cervical tem um impacto notório na estética da face inferior. A rainha egípcia Nefertiti, historicamente apreciada como símbolo de beleza, possuía as características fundamentais para a descrição de um contorno facial inferior jovem e belo (Figura 11).

De acordo com Ellenbogen,[64] o contorno facial inferior tem a aparência jovem e bela quando (Figura 12):

- o contorno mandibular inferior é bem definido, desde o menton (Me) até o ângulo da mandíbula, sem sulcos, depressões ou deformidade do *jowl*;
- há uma depressão sub-hioide, uma vez que ela possibilita uma aparência de afinamento e alongamento do pescoço;
- há distinção da cartilagem tireóidea;
- há distinção da borda anterior do músculo esternocleidomastóideo (critério menos importante);

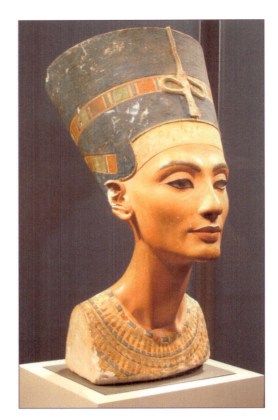

Figura 11. Busto de Nefertiti, do Museu de Berlim.

(Fonte: modificada de Wikimedia Commons)

- o ângulo cervicomentoniano (ACM) está entre 105° e 120° (ver adiante) (Figura 13B).

Outras condições para um contorno facial inferior jovem e belo são:[65,66]

- pele com boa elasticidade e firmeza;
- projeção adequada do queixo;
- gordura submentoniana não perceptível;
- bandas do músculo platisma não aparentes ou minimamente visíveis.

Alterações no terço médio e, principalmente, no terço inferior decorrentes do processo de envelhecimento contribuem para um aumento do ACM e para a perda

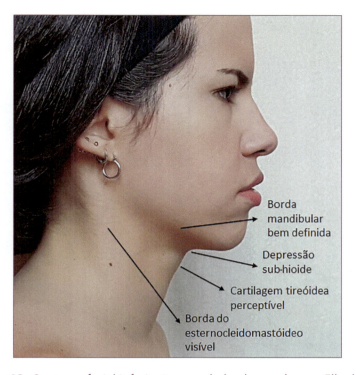

Figura 12. Contorno facial inferior jovem e belo, de acordo com Ellenbogen.

do contorno facial inferior. Dentre essas alterações, podem-se citar: flacidez cutânea, ptose de compartimentos de gordura, perda da função de sustentação dos ligamentos, reabsorção óssea e frouxidão do músculo platisma (ver capítulo 7 "Avaliação do envelhecimento facial").[67,68]

O ângulo mentocervical relaciona a linha do pescoço com a face inferior e é produzido pela intersecção da linha formada entre a glabela e o pogônio e da linha formada entre o menton e o ponto cervical (ponto mais interno entre a área submental e o pescoço). Esse ângulo fica, idealmente, entre 80° e 95° (**Figura 13A**).[69]

O ângulo cervicomentoniano (ACM) é o ângulo formado pelo plano submentual e o plano cervical. O plano submentual é a reta formada pelo ponto cervical (ponto mais interno entre a área submental e o pescoço) e pelo menton (ponto mais inferior do mento). O plano cervical é formado pelo ponto cervical e pela linha desenhada tangente ao contorno anterior do pescoço, acima e abaixo da proeminência da tireoide.[48,64]

O ACM ideal descrito por Naini et al.[48] é de 90 a 105° e o descrito por Ellenbogen[64] é de 105° a 120° (**Figura 13B**).

Na visão frontal, o pescoço tem, idealmente, uma largura aproximadamente igual à distância entre as linhas verticais que passam pelos cantos laterais dos olhos. Já na visão de perfil, ele deve possuir uma angulação de 60° a 75° com a linha horizontal.[65]

A melhora da projeção do queixo tende a valorizar a definição do contorno facial inferior, enquanto a sua diminuição pode levar a um aumento na plenitude submentual. Portanto, o queixo também é um importante fator na estética do contorno facial inferior.[48]

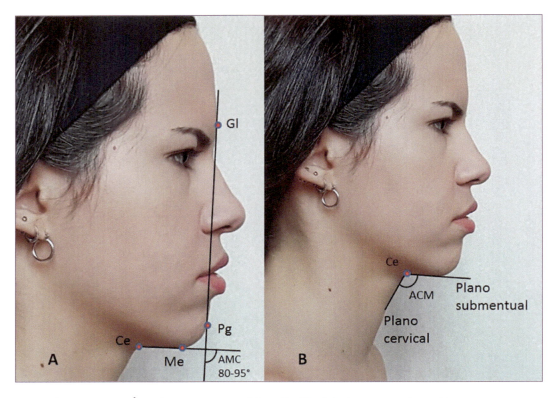

Figura 13. A. Ângulo mentocervical (AMC). Gl: glabela; Pg: pogônio; Me: menton; Ce: ponto cervical. **B.** Ângulo cervicomentoniano (ACM). Ce: ponto cervical.

REFERÊNCIAS

1. Serna EM, Pliego ES, Ulldemolins NM, Morán AM. Treatment of chin deformities. Acta Otorrinolaringol Esp. 2008;59(7):349-58.

2. Worms FW, Isaacson RJ, Speidel TM. Surgical orthodontic treatment planning: profile analysis and mandibular surgery. Angle Orthod. 1976;46(1):1-2.

3. Milutinovic J, Zelic K, Nedeljkovic N. Evaluation of facial beauty using anthropometric proportions. Sci World J. 2014;428250.

4. Anic-Milosevic S, Mestrovic S, Prlić A, Slaj M. Proportions in the upper lip-lower lip-chin area of the lower face as determined by photogrammetric method. J Craniomaxillofac Surg. 2010;38(2):90-5.

5. Farkas LG, Katic MJ, Hreczko TA, Deutsch C, Munro IR. Anthropometric proportions in the upper lip-lower lip-chin area of the lower face in young white adults. Am J Orthod. 1984;86(1):52-60.

6. Liew S, Dart A. Nonsurgical reshaping of the lower face. Aesthet Surg J. 2008;28(3):251-7.

7. Swift A, Remington BK. The mathematics of facial beauty. In: Jones DH, Swift A (eds). Injectable fillers: facial shaping and contouring. 2.ed. New Jersey: Wiley-Blackwell; 2019. p.29-61.

8. Swift A, Remington K. BeautiPHIcation™: a global approach to facial beauty. Clin Plast Surg. 2011;38(3):347-77.

9. Avelar LET, Cardoso MA, Bordoni LS, Avelar LM, Avelar JVM. Aging and sexual differences of the human skull. Plast Reconstr Surg Glob Open. 2017;5(4):e1297.

10. Vanaman Wilson MJ, Jones IT, Butterwick K, Fabi SG. Role of nonsurgical chin augmentation in full face rejuvenation: a review and our experience. Dermatol Surg. 2018;44(7):985-93.

11. Upadhyay RB, Upadhyay J, Agrawal P, Rao NN. Analysis of gonial angle in relation to age, gender, and

11. dentition status by radiological and anthropometric methods. J Forensic Dent Sci. 2012;4(1):29-33.

12. Mommaerts MY. The ideal male jaw angle – an internet survey. J Craniomaxillofac Surg. 2016;44(4):381-91.

13. Rakosi T. An atlas and manual of cephalometric radiography. Chicago: Year Book Medical Publishers; 1981.

14. Naini FB. The mandible. In: Naini FB (ed). Facial aesthetics: concepts and clinical diagnosis. Oxford: Wiley-Blackwell; 2011. p.295-311.

15. Seixas MR, Costa-Pinto RA, Araújo TMd. Checklist dos aspectos estéticos a serem considerados no diagnóstico e tratamento do sorriso gengival. Dental Press J Orthod. 2011;16:131-57.

16. Sykes JM, Ames JA. Orthognathic surgery. In: Papel ID, Frodel JL, Holt GR, Larrabee Jr WF, Nachlas NE et al. (eds). Facial plastic and reconstructive surgery. New York: Thieme; 2016. p.910-30.

17. Naini FB. The maxilla and midface. In: Naini FB (ed). Facial aesthetics: concepts and clinical diagnosis. Oxford: Wiley-Blackwell; 2011. p.245-67.

18. Pacotto RC, Moreira M (eds). Integração da odontologia com a medicina estética: correção do sorriso gengival. RGO (Porto Alegre). 2005;53(3):171-5.

19. de Maio M. Myomodulation with injectable fillers: an innovative approach to addressing facial muscle movement. Aesthetic Plast Surg. 2018;42(3):798-814.

20. Peck S, Peck L, Kataja M. The gingival smile line. Angle Orthod. 1992;62(2):91-100; discussion 1-2.

21. Levine RA, McGuire M. The diagnosis and treatment of the gummy smile. Compend Contin Educ Dent. 1997;18(8):757-62, 764; quiz 766.

22. Mackley RJ. An evaluation of smiles before and after orthodontic treatment. Angle Orthod. 1993;63(3):183-9; discussion 90.

23. Fowler P. Orthodontics and orthognathic surgery in the combined treatment of an excessively "gummy smile". N Z Dent J. 1999;95(420):53-4.

24. Arnett GW, Bergman RT. Facial keys to orthodontic diagnosis and treatment planning. Part I. Am J Orthod Dentofacial Orthop. 1993;103(4):299-312.

25. Schwarz AM. Die Entfaltung des bleibenden Zahnbogens. Lehrgang der Gebissregelung. Bd.1. Berlin, Wien: Urban & Schwarzenberg; 1951.

26. Radlanski RJ, Wesker K. The face. In: Radlanski RJ, Wesker K (eds). The face: pictorial atlas of clinical anatomy. 2.ed. Batavia, IL: Quintessence; 2016. p.2-180.

27. Kar M, Muluk NB, Bafaqeeh SA, Cingi C. Is it possible to define the ideal lips? Acta Otorhinolaryngol Ital. 2018;38(1):67-72.

28. Legan HL, Burstone CJ. Soft tissue cephalometric analysis for orthognathic surgery. J Oral Surg. 1980;38(10):744-51.

29. Burstone CJ, James RB, Legan H, Murphy GA, Norton LA. Cephalometrics for orthognathic surgery. J Oral Surg. 1978;36(4):269-77.

30. Jacono AA, Quatela VC. Quantitative analysis of lip appearance after V-Y lip augmentation. Arch Facial Plast Surg. 2004;6(3):172-7.

31. Naini FB. The lips. In: Naini FB (ed). Facial aesthetics: concepts and clinical diagnosis. Oxford: Wiley-Blackwell; 2011. p.268-87.

32. Sarnoff DS, Gotkin RH. Six steps to the "perfect" lip. J Drugs Dermatol. 2012;11(9):1081-8.

33. Ricketts R (ed). A foundation for cephalometric communication. Am J Orthod. 1960; 46(5):330-57.

34. Ricketts RM. The value of cephalometrics and computerized technology. Angle Orthod. 1972;42(3):179-99.

35. Riedel RA. An analysis of dentofacial relationships. Am J Orthod. 1957;43(2):103-19.

36. Merrifield LL. The profile line as an aid in critically evaluating facial esthetics. Am J Orthod. 1966;52(11):804-22.

37. Steiner CC. Cephalometrics in clinical practice. Angle Orthod. 1959;29(1):8-29.

38. Holdaway RA. A soft-tissue cephalometric analysis and its use in orthodontic treatment planning. Part I. Am J Orthod. 1983;84(1):1-28.

39. Holdaway RA. A soft-tissue cephalometric analysis and its use in orthodontic treatment planning. Part II. Am J Orthod. 1984;85(4):279-93.

40. Sito G, Consolini L, Trévidic P. Proposed guide to lip treatment in caucasian women using

objective and measurable parameters. Aesthet Surg J. 2019;39(12):np474-np83.

41. Mantelakis A, Iosifidis M, Al-Bitar ZB, Antoniadis V, Wertheim D, Garagiola U et al. Proportions of the aesthetic African-Caribbean face: idealized ratios, comparison with the golden proportion and perceptions of attractiveness. Maxillofac Plast Reconstr Surg. 2018;40(1):20.

42. Ricketts RM. Divine proportion in facial esthetics. Clin Plast Surg. 1982;9(4):401-22.

43. Pancherz H, Knapp V, Erbe C, Heiss AM. Divine proportions in attractive and nonattractive faces. World J Orthod. 2010;11(1):27-36.

44. Powell N, Humphreys B. Proportions of the aesthetic face. New York: Thieme-Stratton; 1984.

45. Ishii LE. Aesthetic facial proportions. In: Papel ID, Frodel JL, Holt GR, Larrabee Jr. WF, Nachlas NE et al. (eds). Facial plastic and reconstructive surgery. New York: Thieme; 2016. p.66-79.

46. Rosen HM. Aesthetic refinements in genioplasty: the role of the labiomental fold. Plast Reconstr Surg. 1991;88(5):760-7.

47. Naini FB. Mentolabial (labiomental) fold. In: Naini FB (ed). Facial aesthetics: concepts and clinical diagnosis. Oxford: Wiley-Blackwell; 2011. p.288-94.

48. Naini FB, Cobourne MT, Garagiola U, McDonald F, Wertheim D. Mentolabial angle and aesthetics: a quantitative investigation of idealized and normative values. Maxillofac Plast Reconstr Surg. 2017;39(1):4.

49. Angle EH. Classification of malocclusion. Dental Cosmos. St Louis. 1899;41(3):248-64.

50. Frodel JL. Evaluation and treatment of deformities of the chin. Facial Plast Surg Clin North Am. 2005;13(1):73-84.

51. Araújo SCCS, Vieira MM, Gasparotto CA, Bommarito S. Análise da força de mordida nos diferentes tipos de maloclusões dentárias, segundo Angle. Revista CEFAC. 2014;16:1567-78.

52. Gibson FB, Calhoun KH. Chin position in profile analysis. Comparison of techniques and introduction of the lower facial triangle. Arch Otolaryngol Head Neck Surg. 1992;118(3):273-6.

53. Arroyo HH, Olivetti IP, Lima LFR, Jurado JRP. Clinical evaluation for chin augmentation: literature review and algorithm proposal. Braz J Otorhinolaryngol. 2016;82:596-601.

54. Ahmed J, Patil S, Jayaraj S. Assessment of the chin in patients undergoing rhinoplasty: what proportion may benefit from chin augmentation? Otolaryngol Head Neck Surg. 2010;142(2):164-8.

55. Mittelman H, Furr MC, Schreiber NT. Aesthetic mandibular implants. In: Papel ID, Frodel JL, Holt GR, Larrabee Jr. WF, Nachlas NE et al. (eds). Facial plastic and reconstructive surgery. New York: Thieme; 2016. p.294-303.

56. Binder WJ, Kamer FM, Parkes ML. Mentoplasty – a clinical analysis of alloplastic implants. Laryngoscope. 1981;91(3):383-91.

57. Kang K-J, Chai C-Y. Subperiosteal chin augmentation with hyaluronic acid filler in patients with a small chin. J Cosmetic Med. 2017;1:120-9.

58. Bertossi D, Galzignato PF, Albanese M, Botti C, Botti G, Nocini PF. Chin microgenia: a clinical comparative study. Aesth Plast Surg. 2015;39(5):651-8.

59. González-Ulloa M. Quantitative principles in cosmetic surgery of the face (profileplasty). Plast Reconstr Surg. 1962;29(2):186-98.

60. Naini FB. The chin. In: Naini FB (ed). Facial aesthetics: concepts and clinical diagnosis. Oxford: Wiley-Blackwell; 2011. p.312-34.

61. Silver W, Agarwal A. Chin and malar augmentation. In: Bailey BJ, Johnson JT (eds). Head and neck surgery – otolaryngology. 4.ed. Philadelphia: Lippincott Williams & Wilkins; 2006. p.270115.

62. Wolford LM, Bates JD. Surgical modification for the correction of chin deformities. Oral Surg Oral Med Oral Pathol. 1988;66(3):279-86.

63. Naini FB. Facial proportions. In: Naini FB (ed). Facial aesthetics: concepts and clinical diagnosis. Oxford: Wiley-Blackwell; 2011. p.150-64.

64. Ellenbogen R, Karlin JV. Visual criteria for success in restoring the youthful neck. Plast Reconstr Surg. 1980;66(6):826-37.

65. Hoefflin SM. The definition of facial beauty. In: Panfilov DE (ed). Aesthetic surgery of the facial

mosaic. Berlin: Springer Berlin Heidelberg; 2007. p.43-51.

66. Naini FB, Cobourne MT, McDonald F, Wertheim D. Submental-cervical angle: perceived attractiveness and threshold values of desire for surgery. J Maxillofac Oral Surg. 2016;15(4):469-77.

67. Newberry I, Cerrati EW, Thomas JR. Facial plastic surgery in the geriatric population. Otolaryngol Clin North Am. 2018;51(4):789-802.

68. Mendelson B, Wong C-H. Changes in the facial skeleton with aging: implications and clinical applications in facial rejuvenation. Aesth Plast Surg. 2012;36(4):753-60.

69. Prendergast PM. facial proportions. In: Erian A, Shiffman MA (eds). Advanced surgical facial rejuvenation: art and clinical practice. Berlin: Springer Berlin Heidelberg; 2011. p.15-22.

CAPÍTULO 6

AVALIAÇÃO DO ENVELHECIMENTO FACIAL

HITALO GLAUCO

HIANGA FAYSSA

INTRODUÇÃO

O envelhecimento facial é o resultado de um processo biológico contínuo, que pode ser agravado por fatores intrínsecos e extrínsecos e que ocorre em todas as camadas da face, como consequência de uma interação complexa entre pele, compartimentos de gordura, septos, ligamentos, músculos e ossos. A avaliação facial visando à realização de procedimentos estéticos necessita de uma compreensão profunda desse processo, para que o tratamento seja consciente, preciso e equilibrado.

O objetivo da abordagem facial global envolve o rejuvenescimento e o embelezamento de forma conjunta, considerando os dados obtidos tanto no processo objetivo da avaliação facial, por meio de parâmetros como as proporções faciais, quanto no processo subjetivo, com a ponderação e o senso estético do médico aliado às características individuais e às opiniões do paciente, tendo como alvo um resultado natural, harmônico e agradável.

ENVELHECIMENTO POR CAMADAS

A anatomia facial pode ser organizada, de forma geral, nas seguintes camadas:

- camada 1: pele;
- camada 2: gordura superficial;
- camada 3: sistema músculo-aponeurótico superficial (SMAS);
- camada 4: gordura profunda;
- camada 5: periósteo ou fáscia profunda.

Esse arranjo não é uniforme em todas as regiões da face. Há aquelas com menos de cinco camadas, como a região infraorbital, que tem três; ou com mais camadas, como a região temporal, que tem nove.[1] Essas camadas são interligadas e presas ao esqueleto facial em áreas específicas pela rede de ligamentos de retenção.[2]

Apesar das variações individuais, o envelhecimento facial mostra um padrão previsível e comum de alterações fenotípicas morfológicas, histológicas e dermatológicas, e ocorre em todas as estruturas faciais envolvidas (pele, compartimentos de gordura, septos, ligamentos de retenção, músculos e ossos). O início e a velocidade das mudanças diferem em cada estrutura específica, em cada indivíduo e nos diferentes grupos étnicos.

PELE

O envelhecimento cutâneo intrínseco ou cronológico é um processo predeterminado e fisiológico que compreende fatores como predisposição genética, metabolismo celular e alterações das vias hormonais qualitativas e quantitativas. Esse processo pode ser agravado e acelerado por fatores extrínsecos, como: radiação UV, radiação ionizante, estresses físico e psicológico, ingestão abusiva de álcool, má nutrição, poluição ambiental, tabagismo, entre outros.[3,4]

A pele envelhecida intrinsecamente adquire uma aparência macroscópica delgada e atrófica, com presença de rugas finas, perda de gordura subjacente e facilidade de sangramento, podendo apresentar púrpuras, redução da elasticidade e ressecamento proeminente, sendo frequentemente acompanhada de prurido.[5] O tempo de renovação epidérmica é de 28 dias em indivíduos jovens; já nos idosos, ele varia entre 40 e 60 dias.[6]

A pele extrinsecamente fotoenvelhecida apresenta espessamento da epiderme e elastose solar, com quantidades abundantes de elastina patologicamente alterada na derme superficial. Clinicamente, é caracterizada por rugas profundas, xerose, discromias, telangiectasias, lentigos solares, queratoses actínicas e seborreicas, além de perda do brilho e da elasticidade.[5,7-9]

A formação de rugas nos indivíduos tabagistas representa um padrão distinto, com linhas periorais ("código de barras") e periorbiculares ("pés de galinha") proeminentes, caracterizando o "rosto do fumante". O movimento físico dos lábios ao inalar a fumaça é a explicação natural da sua formação.[10,11]

Na histologia, há alterações em todas as camadas da pele. Na camada córnea, há aumento da coesão celular decorrente da alteração da estrutura lipídica e da diminuição da concentração de lipídios.[12] Essas alterações provavelmente influenciam patologias comuns da pele idosa, principalmente a xerose.

Uma das primeiras alterações que ocorre com o passar dos anos e que parece ser independente da exposição à luz UV é o afinamento da camada epidérmica associado à perda das cristas epidérmicas. Essa mudança é acompanhada de atenuação e perda de papilas dérmicas, o que diminui tanto a nutrição da epiderme quanto a capacidade da pele de resistir às forças de cisalhamento, com maior fragilidade e facilidade de sangramento e formação de púrpuras, como observado na púrpura de Bateman.[13]

Com o avanço da idade, além das mudanças estruturais, há diminuição do número de melanócitos, que tendem a se agregar, levando à pigmentação da pele de forma irregular, com a formação de melanoses solares, por exemplo.[14]

A derme é composta por uma matriz extracelular rica, formada principalmente por fibras de colágeno, que fornecem resistência mecânica. A presença de fibras elásticas contribui para o tônus da pele, enquanto a presença de glicoproteínas e proteoglicanos fornece suporte para as fibras e as células dérmicas.[15]

Na pele envelhecida, a quantidade de colágeno dérmico diminui, tornando-se menos compacto na derme reticular. A exposição aos raios ultravioleta a longo prazo desencadeia a elastose solar, na qual a elastina da derme papilar se torna amorfa e anormal.[13,16]

Alguns estudos estimaram que a quantidade de colágeno presente na pele fotoprotegida de idosos com mais de 80 anos de idade é 75% menor do que a presente na pele de jovens adultos. A produção de colágeno fibrilar tipo I e III é a mais afetada.[17,18]

Além da fragmentação e da desorganização do colágeno, ocorre também a diminuição da produção de glicosaminoglicanos, principalmente de ácido hialurônico.[19,20] Essas mudanças são resultado da diminuição da proliferação dos fibroblastos e do aumento de produção das metaloproteinases da matriz.[17,18]

Na pele envelhecida, embora haja diminuição da taxa de produção de sebo, podendo contribuir para xerose cutânea, as glândulas sebáceas tornam-se disfuncionais e sofrem hiperplasia como resposta compensatória aos níveis androgênicos decrescentes, podendo ocasionar lesões de hiperplasia sebácea.[21]

Na pós-menopausa, a pele apresenta xerose, diminuição da elasticidade e aumento de rítides, que podem ser secundárias a alterações na expressão e nos receptores de estrogênio.[8]

A etnia também influencia significativamente o fenótipo de envelhecimento da pele. Estudos comparativos entre populações de diferentes etnias demonstraram que caucasianos têm maior formação de rugas e maior flacidez em comparação com outros fenótipos cutâneos, além de início mais precoce, quando comparados a outras etnias.[22] Os sinais do fotoenvelhecimento em caucasianos geralmente são evidentes na quarta década de vida, aparecendo mais tarde em indivíduos de pele morena.[23]

Indivíduos com fototipos de Fitzpatrick mais altos têm pele mais espessa em comparação com fototipos mais baixos.[24] Essa característica anatômica pode explicar, em parte, o motivo de as peles com fototipos mais altos apresentarem menos rugas e menos flacidez cutânea com a idade.

Em uma pesquisa, independentemente do grupo racial ou étnico, os primeiros sinais de envelhecimento avançado relatados pelos homens foram: rugas da fronte, piora do sulco nasolabial, rugas periorbitais ("pés de galinha"), bolsas malares e goteira lacrimal (*tear trough*).[25] Os homens, em geral, possuem mais colágeno do que as mulheres durante a vida adulta.[26]

CAMADA SUBCUTÂNEA

É essencial conhecer as alterações morfológicas dos compartimentos de gordura, tanto para um bom entendimento do processo de envelhecimento facial quanto para um planejamento de rejuvenescimento mais preciso, permitindo, por exemplo, resultados mais naturais com menos quantidade de ácido hialurônico, no caso dos procedimentos injetáveis com preenchedores.

O tecido adiposo facial é altamente compartimentalizado, seccionado por septos vascularizados, o que resulta em unidades anatômicas distintas, que podem ser superficiais ou profundas. Os compartimentos de gordura superficiais estão localizados entre a pele e o plano do sistema aponeurótico muscular superficial (SMAS). Abaixo do plano do SMAS, profundamente aos músculos da expressão facial, encontram-se os compartimentos de gordura profundos, que se estendem e se aderem ao periósteo.[27-29]

Compartimentos de gordura superficiais (Figura 1)

O compartimento de gordura orbital inferior (CGOI) tem, como limite superior, o ligamento retentor orbicular dos olhos, que se origina 1 a 2 mm abaixo da margem da cavidade orbital e que, depois de passar pelo músculo orbicular do olho, se adere à derme.[30,31] Na análise facial, a margem superior desse compartimento de gordura corresponde à goteira lacrimal (*tear trough*) e ao sulco palpebromalar, ou seja, cranialmente a esses dois sulcos, o músculo orbicular dos olhos fica aderido à pele da pálpebra; caudalmente, a gordura orbital inferior o separa da pele.[1] O CGOI é delimitado inferiormente pelo ligamento zigomático (LZ), que o separa do compartimento de gordura superficial malar medial (CGSMM).[32]

O compartimento de gordura superficial malar intermédia (CGSMI) fica lateral ao CGSMM.[1,33] Inferomedialmente ao CGSMM, encontra-se o compartimento de gordura nasolabial (CGNL), que se estende paralelamente ao sulco nasolabial (SNL). O CGNL tem uma forma alongada e se encontra superolateralmente ao SNL.[1,34]

O compartimento de gordura superficial malar intermédia (CGSMI) está localizado lateralmente ao CGSMM e é limitado cranialmente pelo ligamento zigomático.[33,35] Acima desse compartimento de gordura, o ligamento zigomático é mais espesso.[36]

O CGSMI não se estende acima da margem inferior do arco zigomático; seu limite medial é o ligamento massetérico, que começa inferiormente ao ligamento zigomático e desce verticalmente ao longo da margem anterior do músculo masseter.[34] Esse ligamento surge da fáscia do músculo masseter e insere-se no SMAS e na derme.[34]

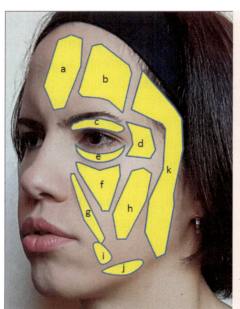

a. Compartimento de gordura frontal central (CGFC)
b. Compartimento de gordura frontal lateral (CGFL)
c. Compartimento de gordura orbital superior (CGOS)
d. Compartimento de gordura orbital lateral (CGOL)
e. Compartimento de gordura orbital inferior (CGOI)
f. Compartimento de gordura superficial malar medial (CGSMM)
g. Compartimento de gordura nasolabial (CGNL)
h. Compartimento de gordura superficial malar intermédia (CGSMI)
i. Compartimento de gordura do *jowl* superior (CGJS)
j. Compartimento de gordura do *jowl* inferior (CGJI)
k. Compartimento de gordura temporal-lateral (CGTL)

Figura 1. Compartimentos de gordura superficiais.

O compartimento de gordura temporal-lateral (CGTL) é o compartimento mais lateral da bochecha, ficando em contato direto com a glândula parótida e conecta a gordura temporal com a cervical.[34]

O compartimento de gordura do *jowl* superior (CGJS) localiza-se lateral ao modíolo e inferior ao CGNL, e o do *jowl* inferior (CGJI) está localizado abaixo do CGSMI e do CGJS, com limite medial no ligamento mandibular e limite lateral no CGTL.[34] O seu limite inferior é constituído pelo septo mandibular.[37]

Compartimentos de gordura profundos (Figura 2)

Compartimento de gordura suborbicular medial (SOOFM)

O compartimento de gordura suborbicular medial (SOOFM) encontra-se aderido ao periósteo ao longo da borda orbital inferior, caudal ao ligamento retentor orbicular e profundo ao músculo orbicular dos olhos; e estende-se desde o limbo medial da íris até o canto externo do olho.[27,34] O ligamento zigomático cutâneo separa o SOOFM do compartimento de gordura profundo malar medial (CGPMM).[34,38]

Compartimento de gordura suborbicular lateral (SOOFL)

O compartimento de gordura suborbicular lateral (SOOFL) está localizado superficialmente à proeminência óssea zigomática.[34] O espessamento orbital lateral é o seu limite superior, e os seus limites medial e lateral são, respectivamente, o canto lateral do olho e o compartimento de gordura temporal-lateral.[34]

Compartimento de gordura profundo malar (CGPM) (Figura 2)

O compartimento de gordura profundo malar (CGPM) pode ser dividido em compartimento de gordura profundo malar medial (CGPMM) e lateral (CGPML). Ele está profundo ao SMAS, aderido ao periósteo da maxila, e sua porção cranial encontra-se profunda ao músculo orbicular do olho. Seu limite superior é o ligamento zigomático-cutâneo que o divide do SOOFM. O seu limite medial é o ligamento piriforme que envolve a base nasal.[34,39]

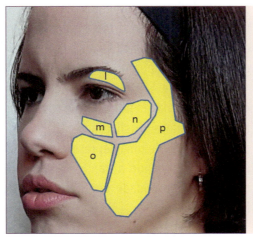

l. Compartimento de gordura retro-orbicular dos olhos (ROOF)

m. Compartimento de gordura suborbicular dos olhos medial (SOOFM)

n. Compartimento de gordura suborbicular dos olhos lateral (SOOFL)

o. Compartimento de gordura profundo malar (CGPM)

p. Compartimento de gordura bucal (CGB)

Figura 2. Compartimentos de gordura profundos.

Compartimento de gordura retro-orbicular dos olhos (ROOF)

O compartimento de gordura retro-orbicular dos olhos (ROOF) localiza-se atrás do músculo orbicular do olho, na pálpebra superior.[38]

Compartimento de gordura bucal (CGB)

O compartimento de gordura bucal (CGB) localiza-se profundamente ao arco zigomático. Sua porção superior alcança a região temporal e sua porção anterior fica no espaço bucal, posicionado da seguinte forma: anterior ao músculo masseter, posterior ao ângulo da boca, inferior ao processo zigomático da maxila e ao músculo zigomático maior, cranial ao corpo da mandíbula, superficial ao músculo bucinador e profundo aos músculos risório e platisma.[27,38,40,41]

MUDANÇAS NOS COMPARTIMENTOS DE GORDURA

Em um rosto jovem, as transições entre os compartimentos de gordura são suaves. À medida que envelhecemos, essas transições tornam-se mais marcadas e abruptas, gerando sulcos e depressões evidentes.

Para entender as alterações visíveis na região malar resultantes do processo de envelhecimento, é importante a distinção entre a goteira lacrimal e o sulco nasojugal. A região da goteira lacrimal (*tear trough*) está localizada entre os componentes palpebral e orbital do músculo orbicular dos olhos; já a localização do sulco nasojugal corresponde à borda inferior do músculo orbicular dos olhos.[42]

O sulco nasojugal continua-se com o sulco mediojugal, localizado na região malar. O *tear trough* continua-se com o sulco palpebromalar (transição entre a pálpebra inferior e a região malar) e forma, junto com o sulco nasojugal e o mediojugal, a deformidade em V, que é um sinal de envelhecimento facial e pode estar relacionada às alterações nos compartimentos de gordura superficial nasolabial e medial.[1,42]

Com o processo de envelhecimento, há uma migração caudal do volume dos compartimentos de gordura superficiais CGSMM, CGSMI, CGNL, o que contribui para o aprofundamento dos sulcos nasojugal e nasolabial.[39,43]

O CGTL encontra-se aderido à fáscia parotídea sem qualquer compartimento de gordura profundo entre eles. O processo de envelhecimento resulta em uma involução hipotrófica desse compartimento, que, geralmente, não tem tendência à migração caudal, mostrando um processo de envelhecimento diferente dos outros compartimentos de gordura superficiais.[34]

O envelhecimento também acarreta redução volumétrica dos compartimentos de gordura profundos, causando a formação de depressões e achatamentos, especialmente nas áreas infraorbital e zigomática. Do mesmo modo, desencadeia a ptose dos compartimentos superficiais de gordura em decorrência da perda do seu suporte. Além disso, a diminuição do volume nas porções craniais dos compartimentos nasolabial e malar profundo medial pioram a aparência do sulco da goteira lacrimal, do sulco nasojugal e do sulco palpebromalar.[39]

O SOOFM e SOOFL têm um envelhecimento caracterizado por deflação com baixa tendência à ptose. A deflação do SOOFM produz a formação de uma depressão na região infraorbital, piorando a transição palpebromalar e a deformidade em V descrita por Mendelson et al.[44]

O SOOFM suporta os tecidos moles da pálpebra inferior, portanto, sua redução de volume aumenta o relaxamento do tecido mole da pálpebra inferior e da gordura intraorbital. A redução de volume do SOOFL diminui a protrusão anterior da região malar, facilitando a ptose dos compartimentos de gordura superficiais da bochecha.[34]

O CGPM sofre uma diminuição gradual e global de volume[27] e uma migração caudal.[39] A atrofia do compartimento de gordura malar profundo resulta na perda da convexidade juvenil do terço facial médio, levando a um vetor negativo na visão em perfil do malar feminino. A atrofia do compartimento de gordura temporal resulta em depressão na região temporal.[38]

A perda de volume do compartimento de gordura bucal contribui para o aprofundamento dos sulcos nasojugal e nasolabial e para a perda do suporte dos compartimentos de gordura SOOF, malar medial e intermédio.[39]

Com o processo de envelhecimento, ocorre o deslizamento do platisma contra a mandíbula, que posiciona inferiormente o compartimento de gordura sobrejacente do *jowl*, levando à essa deformidade e à perda de contorno mandibular, principalmente entre o ligamento mandibular e a região correspondente à porção anterior do músculo masseter.[1]

MÚSCULOS FACIAIS

O sistema músculo-aponeurótico superficial (SMAS), descrito em 1976 por Mitz e Peyronie,[45] pode ser entendido como uma bainha fascial contínua que envolve os músculos da mímica facial superficiais e é contínuo com a fáscia temporal superficial e o platisma.

A contração dos músculos da mímica facial é responsável pelo aparecimento das rugas de expressão dinâmicas, como as periorbitais ("pés de galinha"), as glabelares e as frontais, que podem se tornar fixas ou estáticas ao longo do tempo.

A convexidade anterior dos músculos da mímica facial em jovens decorre da existência de uma camada de gordura profunda na parte posterior desses músculos. A atrofia dos compartimentos de gordura profundos leva à perda dessa convexidade; consequentemente, o músculo fica mais curto, mais retilíneo e, portanto, a diferença entre seus estados contraído e relaxado diminui em amplitude e visibilidade, com aumento do tônus muscular em repouso. Como resultado, o rosto do idoso é mais marcado e mais contraído.[46,47]

Com o tempo, contrações repetidas dos músculos faciais contribuem para mudanças na distribuição da gordura facial. A gordura profunda subjacente aos músculos é expelida sob a concavidade desses feixes lateralmente. Esses volumes de gordura transpostos aumentam sob os olhos, acima do sulco nasolabial, no *jowl* e na região submentual (papada).[38,46] Esse mecanismo leva a uma perda do contorno curvilíneo juvenil, com formação de sulcos e depressões e com aumento no tônus muscular de repouso.[38,46,47]

SEPTOS E LIGAMENTOS RETENTORES

Os ligamentos de retenção da face são aderências fibrosas que se originam do periósteo ou da fáscia profunda e cruzam perpendicularmente às camadas para se inserirem na derme. Esses ligamentos agem como pontos de ancoragem, retendo e estabilizando a pele, a fáscia superficial (SMAS), os compartimentos de gordura, a fáscia profunda subjacente e o esqueleto facial em localizações anatômicas definidas.[35,48]

O papel dos ligamentos retentores no processo de envelhecimento não está bem definido. Alguns autores acreditam que esses septos fibrosos se alongam significativamente, predispondo suas fibras ao enfraquecimento e à distensão. Essa frouxidão promove a migração inferior dos tecidos moles.[49-52] Outros autores sugerem que os ligamentos permanecem relativamente fortes, enquanto os tecidos moles sofrem ptose com o tempo. Esse fenômeno é responsável pelos estigmas do envelhecimento facial, que se manifestam como protuberâncias e sulcos.[44,53]

Moss et al.[54] dividiram o ligamento temporal em septo temporal superior, septo temporal inferior e adesão ligamentar supraorbital (**Figura 3**).

O ligamento de retenção orbicular (LRO) é um ligamento osteocutâneo que se origina no periósteo da borda orbital, atravessa o músculo orbicular do olho e se insere na derme da pele da junção palpebromalar. A perda do suporte do músculo orbicular pelo LRO contribui para a ptose da sobrancelha e para o envelhecimento da região periorbital.[30,55] O LRO forma o limite superior dos compartimentos de gordura nasolabial e malar superficial medial.[35]

O septo orbital é uma estrutura fibrosa que se origina no periósteo da borda orbital e estende-se até as placas do tarso das pálpebras. Com o processo de envelhecimento, o septo orbital enfraquece e, como consequência, a gordura periorbital se projeta anteriormente contra ele e inferiormente contra o ligamento de retenção orbicular. Essa protuberância, associada à atrofia dos compartimentos de gordura malar superficiais, leva à maior evidência do ligamento de retenção orbicular.[56,57]

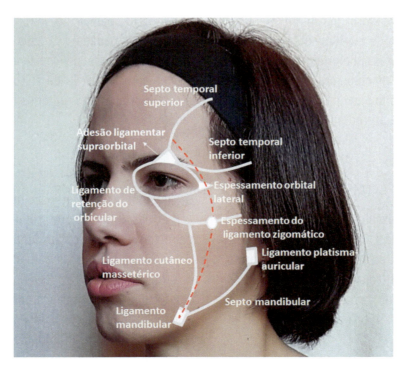

Figura 3. Principais septos e ligamentos retentores da face. Linha tracejada vermelha: linha dos principais ligamentos faciais.

Wong et al.[30] descreveram o ligamento da goteira lacrimal (*tear trough*), que se origina no periósteo da maxila imediatamente inferior à borda orbital, se posicionando entre as origens mediais das porções palpebral e orbital do músculo orbicular dos olhos, terminando na região correspondente ao limbo medial da íris, onde se torna contínuo com o ligamento retentor do orbicular. E, então, se continua até atingir a borda orbital lateral, onde termina em uma área de espessamento fibroso chamada espessamento orbital lateral.[56]

O ligamento zigomático cutâneo é constituído de fibras fortes que se originam na borda inferior do arco zigomático e se estendem anteriormente para a junção do arco com o corpo do zigoma.[35] É considerado um ligamento verdadeiro, pois possui origem óssea e se insere na derme. A perda de suporte dos ligamentos zigomáticos influencia progressivamente o SNL.[58]

O espaço pré-zigomático é limitado superiormente pelo ligamento de retenção orbicular e inferiormente pela porção medial dos ligamentos zigomáticos. Com a idade, o abaulamento e a ptose dos tecidos moles desse espaço formam as bolsas malares.[44]

O ligamento massetérico-cutâneo (LMC) origina-se na fáscia massetérica, sobre o músculo masseter, e se estende ao longo de toda a região da borda anterior do masseter, desde o corpo do zigoma, acima, até a borda inferior da mandíbula, abaixo.[35,49] Os ligamentos massetéricos-cutâneos separam os compartimentos malares superficiais medial e intermédio de gordura.[35] A perda de suporte do LMC permite a descida dos compartimentos de gordura até a borda mandibular, contribuindo para a formação do *jowl*.[58]

Furnas[59] descreveu o ligamento platisma-auricular, que surge na fáscia da parótida e ancora a borda posterior do platisma à pele pré-auricular inferior.

O ligamento mandibular é um ligamento osteocutâneo que surge no terço anterior da mandíbula e se insere diretamente na derme.[50] Suas fibras penetram a porção inferior do músculo depressor do ângulo da boca.[60]

O septo mandibular é uma estrutura osteocutânea que se estende posteriormente ao ligamento mandibular e se origina 1 cm acima da borda da mandíbula. Esse septo termina na borda anterior do compartimento de gordura superficial temporal-lateral.[51]

O ligamento mandibular forma a borda anterior do compartimento de gordura do *jowl* inferior, enquanto o septo mandibular forma seu limite inferior.[51]

Outro estigma clássico do envelhecimento facial é a formação do *jowl* e a piora do sulco labiomentoniano ("ruga de marionete"), gerados pela descida do espaço pré-massetérico, que recobre a parte inferior do masseter.[61] De acordo com Reece et al.,[51] o *jowl* forma-se pelo afrouxamento do septo mandibular e é limitado anteriormente pelo ligamento mandibular, formando o sulco labiomentoniano.

Os ligamentos faciais maiores e de maior resistência (adesão ligamentosa temporal, espessamento orbital lateral, espessamento dos ligamentos zigomático e mandibular) estão arranjados em uma linha localizada imediatamente lateral ao rebordo orbital lateral (ver **Figura 3**, linha tracejada vermelha).[1] Injeções de preenchedores mediais à essa linha de ligamentos resultarão na projeção dos tecidos moles sobrejacentes, enquanto as injeções laterais a essa linha levarão a um efeito *lifting* das regiões mais inferiormente localizadas.[1]

ESTRUTURA ÓSSEA FACIAL

O esqueleto ósseo do rosto serve como andaime estrutural para a sustentação de todas as camadas que compõem as partes moles da face. Ele sofre alterações contínuas ao longo da vida, decorrentes de uma mudança na dinâmica relativa entre reabsorção e deposição óssea, resultando em perda óssea. Essa perda ocorre em áreas específicas do esqueleto facial, contribuindo significativamente para o estigma do rosto envelhecido, em razão, principalmente, das mudanças na posição dos ligamentos, septos e compartimentos de gordura (**Figura 4**).

Na região orbital, os quadrantes superomedial e inferolateral são os mais acometidos durante o processo de envelhecimento, enquanto as porções orbitais centrais permanecem relativamente estáveis ao longo da vida.[62] No quadrante inferolateral, as mudanças manifestam-se mais cedo, já na meia-idade, contribuindo para o aumento da proeminência do compartimento de gordura malar medial e para o alongamento da transição palpebromalar. Já no superomedial, essas mudanças acontecem em uma idade mais avançada, ocasionando a elevação da porção medial da sobrancelha e tornando aparente a gordura intraorbital medial da

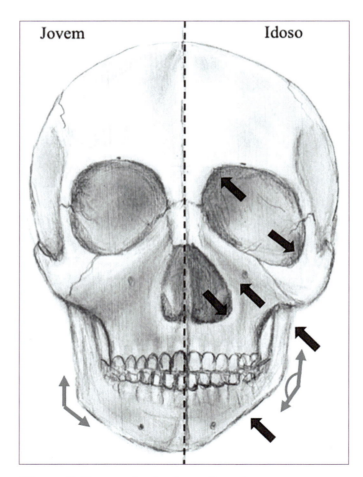

Figura 4. Gravura simulando as alterações que ocorrem nos ossos da face com o envelhecimento.

(Fonte: ilustração de Hianga Fayssa)

pálpebra superior.[62,63] O quadrante infero-medial sofre reabsorção especialmente em homens e em uma idade mais avançada.[64]

A gordura intraorbitária é contida pelo septo orbitário, que, com o processo de envelhecimento, sofre enfraquecimento e mudança no seu posicionamento como consequência da reabsorção da borda infraorbital óssea, reduzindo sua capacidade de retenção, o que resulta no pseudoprolapso dos compartimentos de gordura intraorbitais, normalmente localizados na região temporal da órbita.[63,65,66] Além disso, com a perda óssea da região orbital, há mudança da disposição do ligamento retentor orbicular, que perde sua posição horizontal e se inclina mais inferiormente, causando perda de estabilidade do músculo orbicular adjacente e flacidez do ROOF e do SOOF.[63]

Na face média, a maxila e o zigomático sofrem um achatamento anteroposterior, com maior reabsorção óssea na maxila do que no zigoma.[67,68] O ângulo maxilar (entre o processo zigomático e o processo alveolar da maxila) diminui com a perda da projeção da maxila. A altura maxilar é reduzida e ocorre reabsorção óssea alveolar.[67,68]

O desenvolvimento da região da goteira lacrimal (*tear trough*), das bolsas malares e do sulco nasolabial proeminente pode ser atribuído, em grande parte, à perda de projeção da maxila decorrente do envelhecimento.[69,70] O arco zigomático sofre uma remodelação posterior e anterior, aumentando a fossa temporal.[3]

Com o envelhecimento, a abertura piriforme aumenta, com a maior reabsorção ocorrendo na sua porção inferolateral, correspondente ao processo ascendente da maxila, que é uma área crítica para o suporte das cartilagens alares. Isso se manifesta clinicamente como deslocamento posterior da base alar e aprofundamento do sulco nasolabial.[67,68,71] A espinha nasal anterior também recua com o envelhecimento, contribuindo para a retração da columela, a rotação da ponta nasal para baixo e o alongamento aparente do nariz.[67]

O preenchimento com ácido hialurônico de alto G *prime* ou com ácido poliláctico profundo na área supraperiosteal da fossa piriforme ajuda a suavizar o alongamento nasal, a queda da ponta nasal e o alargamento das narinas.[3]

A altura do ramo e do corpo mandibular e o comprimento do corpo mandibular diminuem significativamente com a idade para ambos os sexos, enquanto o ângulo mandibular aumenta significativamente em razão, principalmente, da reabsorção da borda inferior do ângulo, próximo à junção entre o corpo e o ramo.[3,69] A perda de altura e do comprimento do corpo da mandíbula leva a aumento do ângulo mandibular, encurtamento do mento, perda de definição do contorno inferior da face e aparecimento ou piora do *jowl*.[3,69,72] A perda dos dentes, em decorrência de infecção, trauma ou envelhecimento, aumenta a reabsorção óssea local, acelerando essas alterações.[73]

Ocorre também perda óssea da mandíbula abaixo do forame mentual no sulco pré-*jowl*, entre o queixo e a região do *jowl*, contribuindo para o processo de formação e de piora da proeminência do *jowl*.[71,74]

Algumas pessoas inerentemente envelhecem "melhor" do que outras por possuírem estrutura esquelética forte, que fornece bom suporte para os tecidos moles sobrejacentes. Essas características incluem um malar projetado e uma mandíbula proeminente. No caso inverso, pessoas com microgenia e malares planos envelhecem mais precocemente.[62]

TERÇO SUPERIOR

Normalmente, a região temporal possui um formato plano ou convexo que se continua com a borda orbital lateral. Com o processo de envelhecimento, ocorrem a deflação dos compartimentos de gordura locais e o afinamento do músculo temporal, deixando a região côncava, podendo ocasionar o desaparecimento da cauda da sobrancelha ao longo da lateral da fronte, na visão frontal. Há aumento da visualização das proeminências ósseas da borda orbital lateral e dos vasos sanguíneos, levando a uma aparência emagrecida e esqueletizada da região temporal. O uso de preenchedores pode devolver volume e forma a essa região, reposicionando a sobrancelha e tornando sua porção distal visível na visão frontal.[1,75,76]

O volume perdido na fronte, em decorrência do processo de reabsorção óssea e de tecidos moles da região, leva, muitas vezes, à formação de uma depressão na região frontal, que pode ser restabelecida com injeção de preenchedores, preferencialmente no plano supraperiosteal.

Ao longo do tempo, o músculo frontal forma múltiplas rítides transversais longas na região frontal. Os músculos prócero, corrugadores e depressores do supercílio formam rítides na região glabelar, enquanto os músculos orbiculares dos olhos formam as rítides periorbitais ("pés de galinha"). A ação constante desses músculos na expressão facial contribui para a formação de rítides fixas, resultando na estereotipada aparência cansada ou de braveza do rosto envelhecido.[77]

As sobrancelhas jovens têm uma maior projeção anterior em virtude do suporte da gordura retro-orbicular dos olhos (ROOF – *retro-orbicularis oculi fat*).[78] A combinação da reabsorção óssea na órbita com lipoatrofia e aumento da flacidez da pele, associada à perda do suporte da região temporal, resulta na descida das sobrancelhas, que acomete mais precocemente sua porção lateral (temporal).[75]

Em uma metanálise,[79] a altura da sobrancelha medial em relação ao canto medial do olho foi maior nos idosos do que nos pacientes mais jovens, mas o ápice e a extremidade lateral da sobrancelha mostraram diminuição significativa da altura com o passar da idade.

O segmento lateral da sobrancelha geralmente desenvolve ptose mais cedo na vida do que o segmento medial. Isso se deve, em parte, ao fato de o segmento lateral da sobrancelha ter menos suporte de estruturas anatômicas mais profundas do que o medial.[80] Além disso, os limites anatômicos das fibras do músculo frontal, muitas vezes, não se estendem para a parte lateral da sobrancelha, não conseguindo impedir a ptose dessa região.[81]

No tratamento de uma ptose leve da sobrancelha, a injeção de toxina botulínica no músculo orbicular do olho pode, em alguns casos, ocasionar uma modesta elevação lateral de 1 a 2 mm; e já injeções de preenchimento com ácido hialurônico podem fornecer uma leve elevação da sobrancelha, bem como diminuir os efeitos do envelhecimento na região temporal.[82] Ptoses mais acentuadas da sobrancelha podem ser abordadas com técnicas de *brow lifting*.

Ressalta-se que a ptose da sobrancelha pode ser confundida com excesso de pele da pálpebra superior e ptose palpebral verdadeira.[83]

Com o envelhecimento, a pálpebra superior muitas vezes se torna flácida, apresentando redundância excessiva da pele ou dermatocalaze.[84] Na pálpebra inferior, além da flacidez e das rugas, pode ocorrer enfraquecimento do septo orbital, levando à pseudo-herniação de compartimentos de gordura orbital.[85]

Com alterações mais proeminentes da região periorbital, o tendão cantal lateral do olho pode se tornar enfraquecido e causar o ectrópio senil.[86]

TERÇO MÉDIO

Os efeitos do envelhecimento no terço médio da face são bastante visíveis e precoces. As áreas mais móveis e menos aderentes entre os ligamentos sofrem as alterações mais importantes e mais precoces, apresentando-se como protuberâncias ou sulcos.

As alterações da anatomia resultantes do envelhecimento revelam uma segmentação do terço médio, formando o sulco nasojulgal, que se continua com o sulco nasomalar e a goteira lacrimal e se continua com o sulco palpebromalar. Essa segmentação tem um profundo impacto na aparência, sendo associada ao envelhecimento.[44]

Com o remodelamento ósseo da borda inferior da órbita e o achatamento da região malar da maxila, há perda de suporte da pálpebra inferior e tendência de os tecidos deslizarem sobre a borda óssea recuada, tornando mais visíveis as bolsas de gordura da pálpebra inferior.[67] A retrusão da maxila torna mais visíveis a goteira lacrimal, o sulco nasojugal e o sulco nasolabial.[67]

A transição palpebromalar pode ser melhorada com aplicação supraperiosteal de preenchedor na região do SOOFM e do CGPM.[38]

A deformidade da goteira lacrimal (*tear trough*) é agravada, principalmente, pela absorção óssea orbital e maxilar, pela frouxidão do ligamento de retenção orbital e do ligamento zigomático e por mudanças no compartimento SOOF.[63]

O sulco nasolabial é formado pelo compartimento de gordura nasolabial e pela tração dos músculos da expressão facial. A remodelação óssea do maxilar e da abertura piriforme agrava as alterações do sulco nasolabial.[63]

A área de máximo volume da região malar é formada pela gordura suborbicular dos olhos (SOOF) e pelos compartimentos superficiais de gordura malar, que se continua em um rosto jovem, com uma concavidade leve na porção inferior da bochecha, levando à formação da curva de Ogee.[87] Conforme a face envelhece, há deflação e descida dos tecidos moles do terço médio, que resultam na perda dessa curva e na formação de uma dupla convexidade.[88] A convexidade superior é formada pela pele da pálpebra inferior, do músculo orbicular dos olhos e dos compartimentos de gordura da pálpebra. A convexidade inferior é formada pelo SOOF, compartimento de gordura profundo malar e músculo orbicular dos olhos.[88]

A altura total da orelha aumenta com a idade em ambos os sexos, principalmente em razão do aumento do lóbulo da orelha.[89]

Com o processo de envelhecimento, ocorrem alongamento do nariz, queda da ponta nasal, com consequente diminuição do ângulo nasolabial, retração da columela, aparência de uma falsa proeminência dorsal nasal e posicionamento posterior das narinas e da base nasal.[83,90,91]

A reabsorção da espinha nasal anterior e da abertura piriforme resulta na retração da columela e das cartilagens nasais laterais, levando à queda da ponta nasal.[92] Esse fenômeno é exacerbado no paciente sem dentes, pois ocorre reabsorção mais intensa do maxilar e dos processos alveolares.[68]

No nariz, as cartilagens tornam-se menos espessas e menos resistentes; a pele e os tecidos subcutâneos, mais finos, evidenciando as estruturas cartilaginosas e ósseas.[83] Os ligamentos interdomais podem se enfraquecer e esticar, resultando em uma ponta nasal quadrada e achatada.[85] As cartilagens nasais superiores separam-se das inferiores, pois as interconexões entre seu tecido fibroso diminuem, podendo gerar uma protuberância na região dorsal nasal.[85]

TERÇO INFERIOR

No jovem, a unidade estrutural do lábio superior é caracteristicamente côncava, com boa definição das suas subunidades estéticas, como colunas do filtro, arco de cupido, contornos labiais e tubérculos.

O envelhecimento da região perioral é caracterizado por: alterações na textura da pele, com o aparecimento das rítides periorais verticais, que irradiam a partir do vermelhão ("código de barras"); acentuação do sulco nasolabial; queda das comissuras orais; aparecimento das "linhas de marionete" (sulco labiomandibular); bem como alongamento e aplainamento do lábio superior (aumento da altura vertical entre a base alar e a borda do vermelhão superior), que diminuem a exposição dos dentes incisivos superiores. A flacidez do lábio inferior (região entre o estômio [Sto] e o sulco mentolabial [Sml]) pode aumentar a exposição dos incisivos centrais inferiores em repouso e ao falar.[51,83,87,93]

Ocorre também o afinamento dos vermelhões superior e inferior, com diminuição da exposição e perda da projeção labial de ambos os lábios (em razão da perda de compartimentos de gordura, da diminuição do tônus do músculo orbicular e da reabsorção óssea alveolar), associado ao apagamento da definição do contorno labial e do arco do cupido, com achatamento e perda das colunas do filtro.[51,83,87,93,94]

A região perioral é a única área da face na qual as mulheres desenvolvem rugas mais profundas que as dos homens,

provavelmente porque os homens possuem pelos terminais nessa região, que promovem suporte estrutural.[95]

A formação da deformidade do *jowl* ocorre a partir da combinação de diversos fatores, como: ptose dos componentes do espaço pré-massetérico; descida dos compartimentos de gordura do *jowl* superior e inferior, que ficam limitados pelo ligamento osteocutâneo mandibular; flacidez cutânea aumentada; e reabsorção do osso mandibular, que também acontece na área pré-*jowl*, com piora do sulco labiomandibular ("sulco de marionete").[35,63,96]

Com o envelhecimento, a frouxidão excessiva do platisma na região anterior do pescoço cria uma plenitude submentoniana, com apagamento do ângulo cervicomental, que pode ser agravada pela ptose do compartimento de gordura submandibular. Com a progressão, bandas verticais proeminentes na região anterior do pescoço podem se formar a fim de apoiar os tecidos ptóticos mais profundos do pescoço.[87,97-99]

A reabsorção óssea leva à redução da altura, do comprimento e da projeção mandibular, além do aumento do ângulo gonial, que contribui para um aumento do ângulo cervicomental e para a perda do contorno mandibular.[62,87]

A combinação entre perda de volume em algumas áreas, ganho de volume em outras e ptose dos tecidos moles resulta na perda das curvas juvenis naturais, levando a uma alteração na forma facial. O formato de um triângulo invertido da face feminina jovem, com um terço médio proeminente associado a um contorno mandibular bem definido, pode, com o envelhecimento, evoluir para um formato mais retangular ou triangular com base inferior. Essa mudança, que tem sido chamada de perda do cone invertido da juventude, é comparada com uma inversão da curva de Ogee.[100,101]

REFERÊNCIAS

1. Cotofana S, Lachman N. Anatomy of the facial fat compartments and their relevance in aesthetic surgery. J Dtsch Dermatol Ges. 2019;17(4):399-413.

2. Wong CH, Mendelson B. Facial soft-tissue spaces and retaining ligaments of the midcheek: defining the premaxillary space. Plast Reconstr Surg. 2013;132(1):49-56.

3. Avelar LET, Cardoso MA, Bordoni LS, Avelar LM, Avelar JVM. Aging and sexual differences of the human skull. Plast Reconstr Surg Glob Open. 2017;5(4):e1297.

4. Cevenini E, Invidia L, Lescai F, Salvioli S, Tieri P, Castellani G et al. Human models of aging and longevity. Expert Opin Biol Ther. 2008;8(9):1393-405.

5. Callaghan TM, Wilhelm KP. A review of ageing and an examination of clinical methods in the assessment of ageing skin. Part 2: Clinical perspectives and clinical methods in the evaluation of ageing skin. Int J Cosmet Sci. 2008;30(5):323-32.

6. Grove GL, Kligman AM. Age-associated changes in human epidermal cell renewal. J Gerontol. 1983;38(2):137-42.

7. El-Domyati M, Attia S, Saleh F, Brown D, Birk DE, Gasparro F et al. Intrinsic aging vs. photoaging: a comparative histopathological, immunohistochemical, and ultrastructural study of skin. Exp Dermatol. 2002;11(5):398-405.

8. Stevenson S, Thornton J. Effect of estrogens on skin aging and the potential role of SERMs. Clin Interv Aging. 2007;2(3):283-97.

9. Ichihashi M, Ando H, Yoshida M, Niki Y, Matsui M. Photoaging of the skin. Anti-Aging Medicine. 2009;6(6):46-59.

10. Kadunce DP, Burr R, Gress R, Kanner R, Lyon JL, Zone JJ. Cigarette smoking: risk factor for premature facial wrinkling. Ann Intern Med. 1991;114(10):840-4.

11. Model D. Smoker's face: an underrated clinical sign? Brit Med J (Clin Res Ed). 1985;291(6511):1760-2.

12. Biniek K, Kaczvinsky J, Matts P, Dauskardt RH. Understanding age-induced alterations to the biomechanical barrier function of human stratum corneum. J Dermatol Sci. 2015;80(2):94-101.

13. Russell-Goldman E, Murphy GF. The pathobiology of skin aging: new insights into an old dilemma. Am J Pathol. 2020;190(7):1356-69.

14. Guyuron B, Rowe DJ, Weinfeld AB, Eshraghi Y, Fathi A, Iamphongsai S. Factors contributing to the facial aging of identical twins. Plast Reconstr Surg. 2009;123(4):1321-31.

15. Hussain SH, Limthongkul B, Humphreys TR. The biomechanical properties of the skin. Dermatol Surg. 2013;39(2):193-203.

16. Waller JM, Maibach HI. Age and skin structure and function, a quantitative approach (II): protein, glycosaminoglycan, water, and lipid content and structure. Skin Res Technol. 2006;12(3):145-54.

17. Varani J, Warner RL, Gharaee-Kermani M, Phan SH, Kang S, Chung JH et al. Vitamin A antagonizes decreased cell growth and elevated collagen-degrading matrix metalloproteinases and stimulates collagen accumulation in naturally aged human skin. J Invest Dermatol. 2000;114(3):480-6.

18. Fisher GJ, Quan T, Purohit T, Shao Y, Cho MK, He T et al. Collagen fragmentation promotes oxidative stress and elevates matrix metalloproteinase-1 in fibroblasts in aged human skin. Am J Pathol. 2009;174(1):101-14.

19. Fisher GJ, Kang S, Varani J, Bata-Csorgo Z, Wan Y, Datta S et al. Mechanisms of photoaging and chronological skin aging. Arch Dermatol. 2002;138(11):1462-70.

20. Naylor EC, Watson RE, Sherratt MJ. Molecular aspects of skin ageing. Maturitas. 2011;69(3):249-56.

21. Makrantonaki E, Zouboulis CC. The skin as a mirror of the aging process in the human organism – state of the art and results of the aging research in the German National Genome Research Network 2 (NGFN-2). Exp Gerontol. 2007;42(9):879-86.

22. Rawlings AV. Ethnic skin types: are there differences in skin structure and function? Int J Cosmet Sci. 2006;28(2):79-93.

23. Vierkötter A, Hüls A, Yamamoto A, Stolz S, Krämer U, Matsui MS et al. Extrinsic skin ageing in German, Chinese and Japanese women manifests differently in all three groups depending on ethnic background, age and anatomical site. J Dermatol Sci. 2016;83(3):219-25.

24. Brissett AE, Naylor MC. The aging African-American face. Facial Plast Surg. 2010;26(2):154-63.

25. Rossi AM, Eviatar J, Green JB, Anolik R, Eidelman M, Keaney TC et al. Signs of facial aging in men in a diverse, multinational study: timing and preventive behaviors. Dermatol Surg. 2017;43(Suppl 2):s210-20.

26. Shuster S, Black MM, McVitie E. The influence of age and sex on skin thickness, skin collagen and density. Br J Dermatol. 1975;93(6):639-43.

27. Rohrich RJ, Pessa JE. The fat compartments of the face: anatomy and clinical implications for cosmetic surgery. Plast Reconstr Surg. 2007;119(7):2219-27; discussion 28-31.

28. Schaverien MV, Pessa JE, Rohrich RJ. Vascularized membranes determine the anatomical boundaries of the subcutaneous fat compartments. Plast Reconstr Surg. 2009;123(2):695-700.

29. Rohrich RJ, Pessa JE. The retaining system of the face: histologic evaluation of the septal boundaries of the subcutaneous fat compartments. Plast Reconstr Surg. 2008;121(5):1804-9.

30. Wong CH, Hsieh MK, Mendelson B. The tear trough ligament: anatomical basis for the tear trough deformity. Plast Reconstr Surg. 2012;129(6):1392-402.

31. Sullivan PK, Drolet BC. Extended lower lid blepharoplasty for eyelid and midface rejuvenation. Plast Reconstr Surg. 2013;132(5):1093-101.

32. DeFatta RJ, Williams 3rd EF. Evolution of midface rejuvenation. Arch Facial Plast Surg. 2009;11(1):6-12.

33. Braz A, Sakuma T. Atlas de anatomia e preenchimento global da face. Rio de Janeiro: Guanabara Koogan; 2019.

34. Fundarò S, Mauro G, Blasio AD, Blasio CD, Schembri-Wismayer P. Anatomy and aging of cheek fat compartments. Med Dent Res. 2018;1(3):1-7.

35. Alghoul M, Codner MA. Retaining ligaments of the face: review of anatomy and clinical applications. Aesth Surg J. 2013;33(6):769-82.

36. Pessa JE, Garza JR. The malar septum: the anatomic basis of malar mounds and malar edema. Aesth Surg J. 1997;17(1):11-7.

37. Reece EM, Rohrich RJ. The aesthetic jaw line: management of the aging jowl. Aesth Surg J. 2008;28(6):668-74.

38. Guisantes E. Beauty and aging. In: Fontdevila HPJ (ed). Regenerative medicine procedures for aesthetic physicians. 1.ed. New York: Springer International Publishing; 2019.

39. Gierloff M, Stöhring C, Buder T, Gassling V, Açil Y, Wiltfang J. Aging changes of the midfacial fat compartments: a computed tomographic study. Plast Reconstr Surg. 2012;129(1):263-73.

40. Pessa JE, Rohrich RJ. Discussion: aging changes of the midfacial fat compartments: a computed tomographic study. Plast Reconstr Surg. 2012;129(1):27-45.

41. Zhang HM, Yan YP, Qi KM, Wang JQ, Liu ZF. Anatomical structure of the buccal fat pad and its clinical adaptations. Plast Reconstr Surg. 2002;109(7):2509-18; discussion 19-20.

42. Lee JH, Hong G. Definitions of groove and hollowness of the infraorbital region and clinical treatment using soft-tissue filler. Arch Plast Surg. 2018;45(3):214-21.

43. Lucarelli MJ, Khwarg SI, Lemke BN, Kozel JS, Dortzbach RK. The anatomy of midfacial ptosis. Ophthal Plast Reconstr Surg. 2000;16(1):7-22.

44. Mendelson BC, Muzaffar AR, Adams Jr. WP. Surgical anatomy of the midcheek and malar mounds. Plast Reconstr Surg. 2002;110(3):885-96; discussion 97-911.

45. Mitz V, Peyronie M. The superficial musculo-aponeurotic system (SMAS) in the parotid and cheek area. Plast Reconstr Surg. 1976;58(1):80-8.

46. Le Louarn C. Muscular aging and its involvement in facial aging: the Face Recurve concept. Ann Dermatol Venereol. 2009;136(Suppl 4):S67-72.

47. Cotofana S, Fratila AA, Schenck TL, Redka-Swoboda W, Zilinsky I, Pavicic T. The anatomy of the aging face: a review. Facial Plast Surg. 2016;32(3):253-60.

48. Mendelson BC. Extended sub-SMAS dissection and cheek elevation. Clin Plast Surg. 1995;22(2):325-39.

49. Stuzin JM, Baker TJ, Gordon HL, Baker TM. Extended SMAS dissection as an approach to midface rejuvenation. Clin Plast Surg. 1995;22(2):295-311.

50. Ozdemir R, Kilinç H, Unlü RE, Uysal AC, Sensöz O, Baran CN. Anatomicohistologic study of the retaining ligaments of the face and use in face lift: retaining ligament correction and SMAS plication. Plast Reconstr Surg. 2002;110(4):1134-47; discussion 48-9.

51. Reece EM, Pessa JE, Rohrich RJ. The mandibular septum: anatomical observations of the jowls in aging-implications for facial rejuvenation. Plast Reconstr Surg. 2008;121(4):1414-20.

52. Kretlow JD, Hollier Jr. LH, Hatef DA. The facial aging debate of deflation versus attenuation: attenuation strikes back. Plast Reconstr Surg. 2012;130(1):180e181e; author reply 182e.

53. Mendelson BC, Jacobson SR. Surgical anatomy of the midcheek: facial layers, spaces, and the midcheek segments. Clin Plast Surg. 2008;35(3):395-404; discussion 393.

54. Moss CJ, Mendelson BC, Taylor GI. Surgical anatomy of the ligamentous attachments in the temple and periorbital regions. Plast Reconstr Surg. 2000;105(4):1475-90; discussion 91-8.

55. Mendelson BC. SMAS fixation to the facial skeleton: rationale and results. Plast Reconstr Surg. 1997;100(7):1834-42.

56. Muzaffar A, Mendelson B, Adams W. Surgical anatomy of the ligamentous attachments of the lower lid and lateral canthus. Plast Reconstr Surg. 2002;110:873-84; discussion 97.

57. Javey G, Zuravleff JJ, Yu VL. Fungal infections of the eye. In: Anaissie EJ, McGinnis MR, Pfaller MA (eds). Clinical mycology. 2.ed. Edinburgh: Churchill Livingstone; 2009. p.623-41.

58. Cohen S, Artzi O, Mehrabi JN, Heller L. Vectorial facial sculpting: a novel sub-SMAS filler injection technique to reverse the impact of the attenuated retaining ligaments. J Cosmetic Dermatol. 2020;19(8):1948-54.

59. Furnas DW. The retaining ligaments of the cheek. Plast Reconstr Surg. 1989;83(1):11-6.

60. Langevin C, Engel S, Zins J (eds). Mandibular ligament revisited. Ohio Valley Society of Plastic Surgery Annual Meeting; 2008.

61. Mendelson BC, Freeman ME, Wu W, Huggins RJ. Surgical anatomy of the lower face: the premasseter space, the jowl, and the labiomandibular fold. Aesthetic Plast Surg. 2008;32(2):185-95.

62. Mendelson B, Wong CH. Changes in the facial skeleton with aging: implications and clinical applications in facial rejuvenation. Aesth Plast Surg. 2012;36(4):753-60.

63. Guisantes E. Beauty and aging. In: Fontdevila HPJ (ed). Regenerative medicine procedures for aesthetic physicians. 1.ed. New York: Springer International Publishing; 2019. p.33-43.

64. Kahn DM, Shaw Jr. RB. Aging of the bony orbit: a three-dimensional computed tomographic study. Aesth Surg J. 2008;28(3):258-64.

65. Ferraz LCB, Schellini SA, Wludarski SCL, Marques MEA, Moraes-Silva MRB. Dermolipoma e prolapso de gordura orbital: duas entidades distintas. Arq Bras Oftalmol. 2002;65:327-31.

66. Schmack I, Patel RM, Folpe AL, Wojno T, Zaldivar RA, Balzer B et al. Subconjunctival herniated orbital fat: a benign adipocytic lesion that may mimic pleomorphic lipoma and atypical lipomatous tumor. Am J Surg Pathol. 2007;31(2):193-8.

67. Pessa JE. An algorithm of facial aging: verification of Lambros's theory by three-dimensional stereolithography, with reference to the pathogenesis of midfacial aging, scleral show, and the lateral suborbital trough deformity. Plast Reconstr Surg. 2000;106(2):479-88; discussion 89-90.

68. Shaw Jr. RB, Kahn DM. Aging of the midface bony elements: a three-dimensional computed tomographic study. Plast Reconstr Surg. 2007;119(2):675-81; discussion 82-3.

69. Shaw Jr. RB, Katzel EB, Koltz PF, Kahn DM, Girotto JA, Langstein HN. Aging of the mandible and its aesthetic implications. Plast Reconstr Surg. 2010;125(1):332-42.

70. Mendelson BC, Hartley W, Scott M, McNab A, Granzow JW. Age-related changes of the orbit and midcheek and the implications for facial rejuvenation. Aesth Plast Surg. 2007;31(5):419-23.

71. Pecora NG, Baccetti T, McNamara Jr. JA. The aging craniofacial complex: a longitudinal cephalometric study from late adolescence to late adulthood. Am J Orthod Dentofacial Orthop. 2008;134(4):496-505.

72. Pessa JE, Slice DE, Hanz KR, Broadbent Jr. TH, Rohrich RJ. Aging and the shape of the mandible. Plast Reconstr Surg. 2008;121(1):196-200.

73. Wong CH, Mendelson B. Newer understanding of specific anatomic targets in the aging face as applied to injectables: aging changes in the craniofacial

74. Shire JR. The importance of the prejowl notch in face lifting: the prejowl implant. Facial Plast Surg Clin North Am. 2008;16(1):87-97, vi.

75. Gerth DJ. Structural and volumetric changes in the aging face. Facial Plast Surg. 2015;31(1):3-9.

76. Rose AE, Day D. Esthetic rejuvenation of the temple. Clin Plast Surg. 2013;40(1):77-89.

77. Goldberg RA. Orbicularis muscle aging. JAMA Ophthalmol. 2013;131(1):94.

78. Hoenig JA. Comprehensive management of eyebrow and forehead ptosis. Otolaryngol Clin North Am. 2005;38(5):947-84.

79. Asaad M, Kelarji AB, Jawhar CS, Banuelos J, Taslakian E, Wahood W et al. Eyebrow height changes with aging: a systematic review and meta-analysis. Plast Reconstr Surg Glob Open. 2019;7(9):e2433-e.

80. Marten TJ KD. Forehead aesthetics and preoperative assessment of the foreheadplasty patient. In: Knize DM (ed). The forehead and temporal fossa: anatomy and technique. Philadelphia: Lippincott Williams & Wilkins; 2001. p.919.

81. Lemke BN, Stasior OG. The anatomy of eyebrow ptosis. Arch Ophthalmol. 1982;100(6):981-6.

82. Ko AC, Korn BS, Kikkawa DO. The aging face. Surv Ophthalmol. 2017;62(2):190-202.

83. Friedman O. Changes associated with the aging face. Facial Plast Surg Clin North Am. 2005;13(3):371-80.

84. Oh SR, Chokthaweesak W, Annunziata CC, Priel A, Korn BS, Kikkawa DO. Analysis of eyelid fat pad changes with aging. Ophthal Plast Reconstr Surg. 2011;27(5):348-51.

85. Truswell WHt. Aging changes of the periorbita, cheeks, and midface. Facial Plast Surg. 2013;29(1):3-12.

86. Millay DJ, Larrabee Jr. WF. Ptosis and blepharoplasty surgery. Arch Otolaryngol Head Neck Surg. 1989;115(2):198-201.

87. Newberry I, Cerrati EW, Thomas JR. Facial plastic surgery in the geriatric population. Otolaryngol Clin North Am. 2018;51(4):789-802.

88. Hamra ST. Repositioning the orbicularis oculi muscle in the composite rhytidectomy. Plast Reconstr Surg. 1992;90(1):14-22.

89. Brucker MJ, Patel J, Sullivan PK. A morphometric study of the external ear: age- and sex-related differences. Plast Reconstr Surg. 2003;112(2):647-52; discussion 53-4.

90. Rohrich RJ, Hollier LH, Jr., Janis JE, Kim J. Rhinoplasty with advancing age. Plast Reconstr Surg. 2004;114(7):1936-44.

91. Guyuron B. The aging nose. Dermatol Clin. 1997;15(4):659-64.

92. Karimi K, Adelson RT. The efficacy of rhinoplasty alone in facial rejuvenation. Am J Otolaryngol. 2011;32(4):269-74.

93. Zimbler MS, Kokoska MS, Thomas JR. Anatomy and pathophysiology of facial aging. Facial Plast Surg Clin North Am. 2001;9(2):179-87, vii.

94. Baldasso RP, Damascena NP, Deitos AR, Palhares Machado CE, Franco A, Oliveira RN. Morphologic alterations ear, nose and lip detected with aging through facial photoanthropometric analysis. J Forensic Odontostomatol. 2019;37(2):25-34.

95. Sarnoff DS, Gotkin RH. Six steps to the "perfect" lip. J Drugs Dermatol. 2012;11(9):1081-8.

96. Ilankovan V. Anatomy of ageing face. Br J Oral Maxillofac Surg. 2014;52(3):195-202.

97. Coleman SR, Grover R. The anatomy of the aging face: volume loss and changes in 3-dimensional topography. Aesth Surg J. 2006;26(1S):S4-9.

98. de la Torre JI, Martin SA, Al-Hakeem MS, De Cordier BC, Vasconez L. A minimally invasive approach for correction of chin ptosis. Plast Reconstr Surg. 2004;113(1):404-9; discussion 10.

99. Dayan SH, Bagal A, Tardy ME. Targeted solutions in submentoplasty. Fac Plast Surg. 2001;17(2):141-9.

100. Tonnard PL, Verpaele AM, Zeltzer AA. Augmentation blepharoplasty: a review of 500 consecutive patients. Aesth Surg J. 2013;33(3):341-52.

101. Little JW. Volumetric perceptions in midfacial aging with altered priorities for rejuvenation. Plast Reconstr Surg. 2000;105(1):252-66; discussion 86-9.

CAPÍTULO 7
CHECKLIST PARA AVALIAÇÃO FACIAL

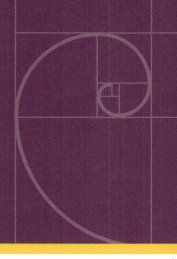

HITALO GLAUCO

1. Anamnese abrangente. Descartar dismorfismo facial psicológico.
2. Pele: flacidez, espessura, rugas, discromias, cicatrizes, lesões dermatológicas presentes no exame (observar em todos os terços faciais e no contorno facial inferior).
3. Músculos da expressão facial e rugas dinâmicas/estáticas, assimetrias de movimento (observar em todos os terços faciais e no contorno facial inferior).
4. Larguras, alturas, ângulo de inclinação do ramo da mandíbula na visão frontal e forma da face.
5. Regra dos terços, regra dos quintos e simetria.
6. Terço superior:
- Altura e relação entre terços.
- Largura bitemporal e relação entre larguras.
- Simetria.
- Forma, inclinação, convexidade ou concavidade da fronte.
- Concavidade ou convexidade da região temporal.
- Glabela e cristas supraorbitais.
- Músculos da expressão facial e rugas dinâmicas/estáticas, assimetrias de movimento.
- Sobrancelhas: posição, forma, início, inclinação, ápice, cauda, movimentação, simetria, concavidades ou protrusões na borda orbitária superior.
- Pálpebra superior: prega palpebral superior, flacidez, rugas finas, excesso de pele, posição da borda ciliar em relação à íris, cílios.

7. Terço médio:
- Altura e relação entre terços.
- Largura bizigomática e relação entre larguras.
- Simetria.
- Olhos: distância intercantal, largura ocular, inclinação ocular.
- Pálpebra inferior: flacidez, rugas finas, excesso de pele, cílios, posição da borda ciliar em relação à íris, visibilidade das bolsas de gordura.
- Malar: curva de Ogee, convexidade do malar feminino e transição para outras unidades, presença de sulcos ou depressões, *tear trough*, sulcos palpebromalar, nasojugal e nasomalar, ponto de luz.

8. Nariz:
- Visão frontal:
  - Altura e comprimento, relação com as outras unidades faciais.
  - Largura da raiz e da base nasal, relação com as outras unidades faciais.
  - Simetria.
  - Linha estética sobrancelha-nariz.
  - Dorso nasal: irregularidades, simetria, contorno.
  - Ponta nasal: pontos de definição, forma, comprimento, largura, simetria, transição para as outras subunidades.
  - Asas nasais e columela: forma, transição e visualização da columela.
- Visão de perfil:
  - *Radix* e násio: posição vertical (nível), posição horizontal (projeção), ângulo nasofrontal.
  - Dorso nasal: forma, linha dorsal nasal, irregularidades.
  - Ponta nasal: pontos de definição do perfil nasal, ângulo columela-lobular, projeção e relação com outras unidades faciais.

- Asa nasal e columela: forma, transição e visualização da columela, ângulos nasolabial, nasofacial e nasomental, relação com outras unidades faciais.
- Visão basal:
  - Altura, largura, simetria.
  - Ponta nasal: forma e relação com outras subunidades.
  - Columela: altura, largura, relação com outras subunidades. Relação columela-lóbulo.
  - Narinas: forma, inclinação.

9. Terço inferior:
- Altura e relação entre terços.
- Larguras bigonial e bimentual e relação entre larguras.
- Simetria.
- Altura e relação entre porção superior (subnasal-estômio) e inferior (estômio-menton).
- Maxila: altura da maxila, abertura interlabial e visualização dos incisivos centrais, sorriso gengival, protrusão ou retrusão maxilar, oclusão dentária.
- Lábios: largura e relação com a largura de outras unidades faciais, comprimento, proporção entre os lábios, simetria, definição e contorno das subunidades, canto da boca, projeção labial e relação com a projeção de outras unidades faciais.
- Sulcos nasolabial, labiomentoniano, mentolabial.
- Queixo: largura bimentual e relação com outras unidades faciais, altura, simetria, projeção e relação com outras estruturas no perfil, abertura interlabial em repouso e com contração do músculo mental.
- Mandíbula: largura bigonial e relação com outras estruturas, ângulo de inclinação entre o ramo e o corpo da mandíbula (ângulo gonial), pré-*jowl*, *jowl*,

definição do ângulo da mandíbula e do contorno mandibular.

- Contorno facial inferior: contorno mandibular, transição mandíbula-pescoço, depressão sub-hioide, cartilagem tireóidea, borda do esternocleidomastóideo, ângulos cervicomentoniano e mentocervical, pele, projeção do queixo, gordura submentoniana, bandas platismais, largura e inclinação do pescoço.